Anja Senser

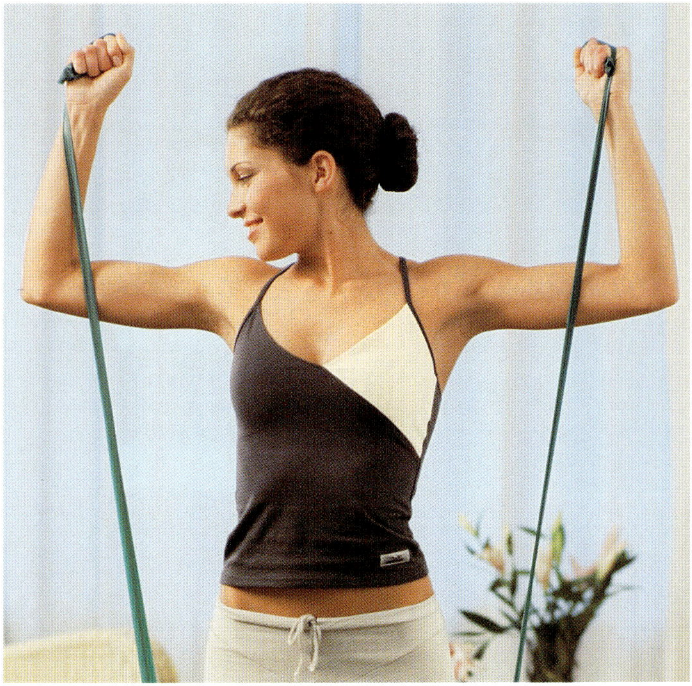

Thera-Band®

Gezieltes Workout für einen gesunden Rücken

W0279451

südwest

Rund um das Thera-Band®

Seit Jahren in der Physiotherapie erfolgreich gegen Muskelschwächen eingesetzt, spielt das Thera-Band® auch zu Hause und im Fitnessstudio eine immer größere Rolle. Es geht um die Selbstverantwortung für den eigenen Körper, denn nur wer aktiv und fit ist, kann den Belastungen im Alltag gelassen gegenüber stehen.

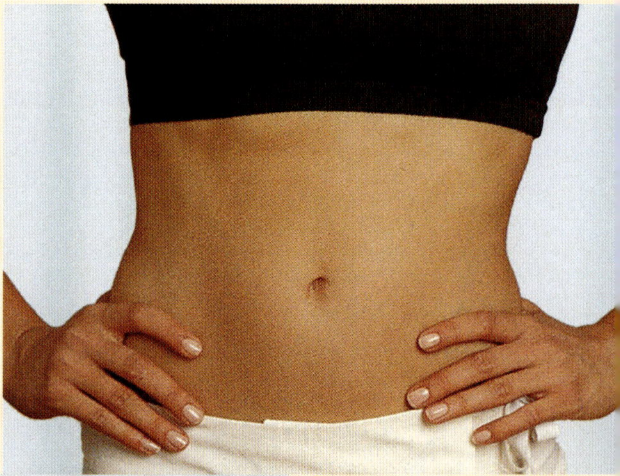

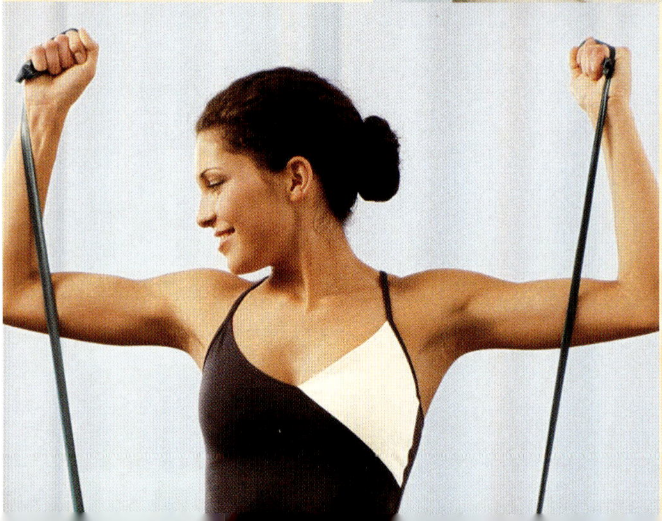

Mit viel Spass und dem richtigen Training zu mehr Beweglichkeit und schöneren Muskeln.

Rundum gesund

Aktiv und fit werden und bleiben Sie, wenn Sie in Ihr tägliches Leben sowohl ein ausdauerorientiertes Bewegungsprogramm (z. B. Walken, Joggen, Schwimmen) als auch ein gezieltes, funktionelles Muskeltraining integrieren.
Ohne Trainingsreize nimmt Ihre Muskelkraft nach dem 30. Lebensjahr ab! Schmerzhafte Erscheinungen am Bewegungsapparat sind bei ungenügender muskulärer Stabilisationsfähigkeit vorprogrammiert. Denn nur kräftige, ausdauernde und gut koordinierte Muskeln garantieren Ihnen gesunde Gelenke mit ihren Knorpelüberzügen und Bandscheiben. Wenn Sie muskuläre Kraftreserven besitzen, können Sie auch ungünstige Belastungsanforderungen unbeschadet meistern.

Fitness für Körper und Seele

Auch Ihre Schönheit wird in diesem Ratgeber unterstützt. Träumen Sie von einem straffen, festen Körper? Essen Sie kaum etwas, und nehmen Sie trotzdem zu? Solche Gedanken gehören bald zur Vergangenheit, wenn Sie mit dieser Anleitung arbeiten und Ihre Lebensgewohnheiten ändern. Sie müssen nur sofort – oder spätestens innerhalb der nächsten 72 Stunden – zur Tat schreiten und mit den Übungen beginnen. Stellen Sie sich Ihr persönliches und individuelles Trainingsprogramm zusammen! Gegen Problemzonen und Zellulite finden Sie ein Extrakapitel mit vielen nützlichen Zusatztipps.
Wenn Sie täglich nur 20 Minuten üben, festigen und glätten Sie Ihr Bindegewebe, Sie straffen Ihre Haut und regen Ihren Stoffwechsel an. Hierbei bewegen Sie sich im »Fatburningbereich«, d. h., Sie heizen Ihren Fettreserven so richtig ein.
Außerdem dehnen Sie Ihre zuvor gezielt trainierte Muskulatur immer durch anschließendes Stretching und Dehnübungen.
Starten Sie noch heute. Mit dem Thera-Band fällt Ihnen das effektive Training besonders leicht!

info

Sollten Sie Bedenken haben, ein »Muskelprotz« zu werden – keine Sorge! Ihr hormoneller Status verhindert dies automatisch.

Ihr persönliches Fitnessstudio

Mit Ihrem Gymnastikband haben Sie Ihr »Minifitnessstudio« immer dabei: zu Hause, am Arbeitsplatz und auf Reisen. Es ist gut transportabel, leicht, handlich und universell einsetzbar. Es passt sich Ihrem individuellen Leistungsstand und Alter an.

Mit Ihrem Gymnastikband trainieren Sie, wo und wann Sie wollen. Das Trainingsprinzip des Bandes ist einfach, aber wirkungsvoll: Sie arbeiten gegen den Widerstand des Materials. Auf diese Weise trainieren Sie gezielt die gewünschten Muskelpartien.

> **→ Tipp**
> Stellen Sie sich die Bewegungen mit geschlossenen Augen vor. Diese Technik wird auch von Hochleistungssportlern in der Trainingsphase vor Wettkämpfen eingesetzt.

Haltung bewahren

Wussten Sie schon, dass...

- ... die meisten Sportunfälle auf eine schlechte Körperhaltung zurückzuführen sind
- ... schlecht durchblutete und ernährte Knorpel, Bandscheiben sowie Muskeln durch monotone und konsequent schlechte Sitzhaltung hervorgerufen werden
- ... sich eine schlechte Körperhaltung blockierend auf Ihre Verdauung auswirken kann
- ... ein krummer Rücken Ihr Lungenvolumen beeinträchtigen kann
- ... eine schlechte Haltung negativen Einfluss auf Ihre Psyche haben kann

Psychologisches Experiment

Machen Sie folgenden Versuch: Lassen Sie sich im Stuhl zusammensinken, nehmen Sie eine schlechte, krumme Fehlhaltung ein. Wie fühlen Sie sich in dieser Haltung? Fällt es Ihnen leicht, einen positiven Gedanken zu fassen? Dies dürfte vermutlich eher schwierig sein.

Setzen Sie sich nun aufrecht mit erhobenem Brustkorb und gerader Wirbelsäule hin. Wie fühlen Sie sich in dieser Haltung? Nun denken Sie mal einen negativen, deprimierenden Gedanken. Auch dies wird Ihnen wahrscheinlich nicht so leicht fallen... Beachten Sie die folgenden Fotos:

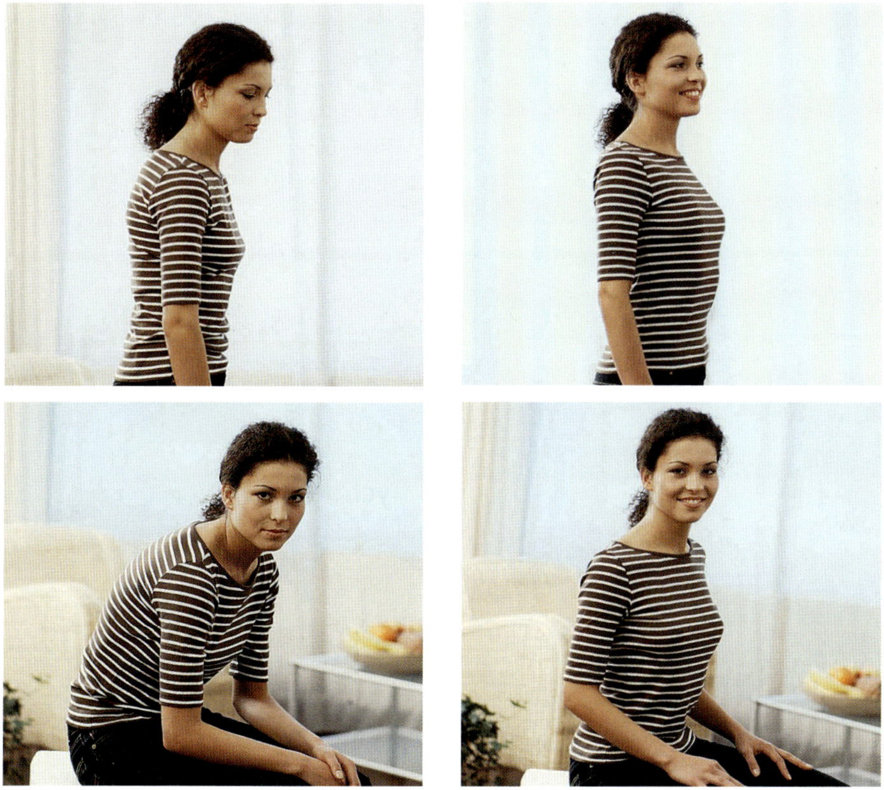

Mit der richtigen Körperhaltung strahlen Sie deutlich mehr Vitalität und Lebensfreude aus. Vergleichen Sie die Negativbeispiele in der linken Spalte mit der korrekten Haltung für richtiges Stehen und Sitzen rechts.

Wodurch entsteht eine Fehlhaltung?

Schon in der Kindheit schleicht sich heute leider häufig bereits eine falsche Körperhaltung ein. Durch langes Sitzen in der Schule und an den Hausaufgaben einerseits sowie durch schlecht angepasste Sitzmöbel und Schreibtische anderseits wird eine schlechte Haltung zur Gewohnheit. Mangelnde Bewegung lässt die aufgerichteten Körpermuskeln schwach, die »krümmenden« Bewegungsmuskeln kürzer und kürzer werden. Irgendwann ist die wirklich aufrechte Haltung nicht mehr möglich. Vielen Menschen fällt dies nur nicht unbedingt auf. Gefährlich wird der Zustand dann, wenn der Betroffene in einem »Anfall« von Sporteifer seinem Körper plötzlich eine sportliche Belastung abverlangt. Hierbei ist das Verletzungsrisiko – besonders, wenn auf das Aufwärmen und Dehnen vor der sportlichen Betätigung verzichtet wurde – immens. Die Wartezimmer von Orthopäden, Sportmedizinern und Krankengymnasten sind gefüllt mit Patienten, die häufig ungehalten sagen: »Sport ist Mord. Ich hab's ja gleich gesagt. Jetzt hab ich das Problem.« Es liegt nicht am Sport an sich.

Wenn Sie jahrzehntelang körperlich nichts für sich getan haben, sollten Sie Ihr Selbstprogramm ganz langsam und gezielt aufbauen. Beantworten Sie die Fragen in der folgenden Checkliste ehrlich, und suchen Sie im Zweifelsfall vor Trainingsstart lieber einen Arzt oder Krankengymnasten auf. Es ist nie zu spät. Entkommen Sie dem Teufelskreis »schlechte Haltung«, und Ihr Körper wird es Ihnen danken.

info

Eine Emnid-Studie im Jahr 2000 hat ergeben, dass bereits jedes achte Kind von Haltungsschäden betroffen ist! In mehr als drei Viertel der Fälle handelt es sich um erworbene Schäden. Hauptursache: Bewegungsmangel.

Gesundheitscheck

Wenn Sie eine der folgenden Fragen mit Ja beantworten, sollten Sie sich vor Trainingsbeginn von einem Arzt auf Ihre Sporttauglichkeit untersuchen lassen.

Sind Sie bereit für das Training?

- Waren Sie in letzter Zeit krank oder verletzt?
- Haben Sie regelmäßig Kreislaufbeschwerden?
- Haben Sie einen erhöhten Blutdruck?
- Nehmen Sie regelmäßig Medikamente ein?
- Sind Sie übergewichtig?
- Leiden Sie häufig unter Atembeschwerden?
- Sind Sie älter als 35 Jahre (Nichtsportler) bzw. älter als 45 Jahre (Sportler)?

Treten beim Training mit dem Gymnastikband Beschwerden auf, brechen Sie bitte die Übung sofort ab, und wenden Sie sich an Ihren Arzt. Bei gesundheitsbedingten Problemen kann er Ihnen Krankengymnastik oder auch Sportphysiotherapie verordnen. Der Physiotherapeut wird Ihnen Defizite am Bewegungsapparat erklären. Sie werden dazu angehalten, unter Anleitung ein angepasstes Training durchzuführen und auch zu Hause täglich Übungen zu absolvieren. Diese werden in der Praxis kontrolliert, um schädliche Ausweichbewegungen durch eine nicht korrekte Durchführung möglichst zu vermeiden. Ihr Physiotherapeut hält Rücksprache mit Ihrem Arzt. Zeigen Sie Ihrem Behandler die Übungen in diesem Buch, und lassen Sie sich die für Sie optimalen Übungen zusammenstellen und an Ihre ganz persönlichen Bedürfnisse anpassen.

Die wichtigsten Trainingshinweise

1. Um Ihre Gelenke und Ihre gesamte Muskulatur auf die folgenden Belastungen vorzubereiten, müssen Sie sich vor jedem Training unbedingt aufwärmen. Die Aufwärmübungen finden Sie auf den Seiten 14 bis 21.

2. Nach dem Aufwärmen müssen Sie die Muskulatur, die Sie kräftigen wollen, sanft vordehnen. Die entsprechenden Übungen finden Sie unter dem Kapitel, in dem das jeweilige Muskeltraining mit dem Band beschrieben ist.

3. Sichern Sie Ihre Knie- und Ellbogengelenke muskulär, indem Sie diese nie völlig durchstrecken, sondern immer in einer ganz leichten Beugeposition halten.

4. Schützen Sie unbedingt Ihre Handgelenke. Die Handgelenke müssen exakt eine Linie mit dem Unterarm bilden und sollten weder nach unten noch nach oben gebeugt werden.

5. Alle Übungen sollten bewusst und mit großer Konzentration ausgeführt werden.

6. Vermeiden Sie ruckartige Bewegungen!

7. Halten Sie das Band während der Übungen immer unter Spannung, und lassen Sie es hierbei niemals mit einer Hand plötzlich los.

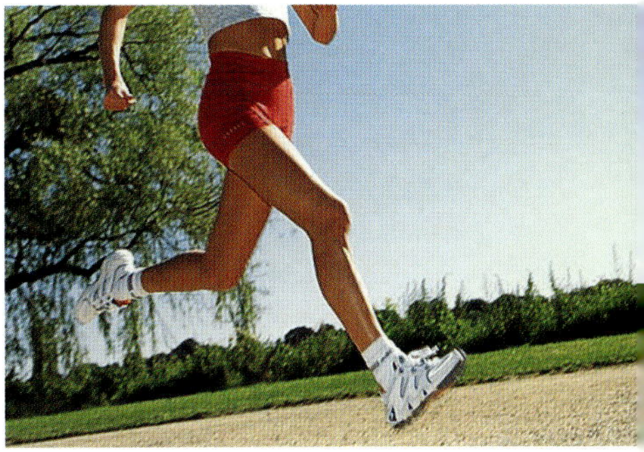

Ein leichtes Lauftraining ist eine ideale Möglichkeit, um die Muskulatur vor dem Training aufzuwärmen und gleichzeitig den Kreislauf in Schwung zu bringen.

Wenn Sie beim Trainieren in irgendeiner Form Beschwerden haben, reduzieren Sie die Trainingseinheiten, und verlängern Sie die Ruhepausen. Bei anhaltenden Problemen sollten Sie unbedingt mit einem Arzt sprechen.

Verwöhnen Sie Ihre Muskeln nach dem Training durch sanftes Ausstreichen, eine leichte Massage oder ein entspannendes Bad. Das wirkt vorbeugend gegen Muskelkater!

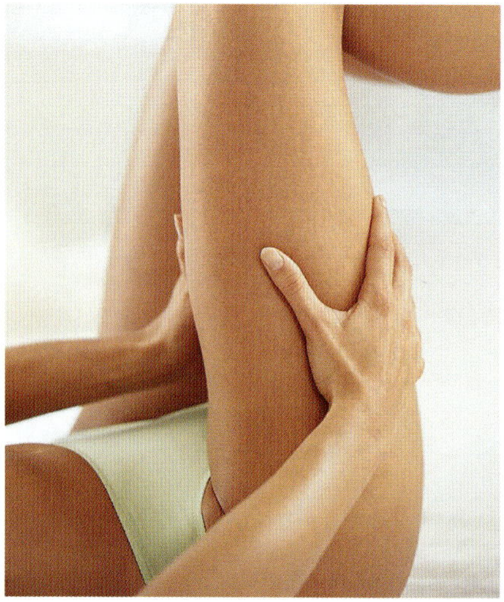

8. Vermeiden Sie federnde oder hüpfende Bewegungen! Dadurch können ungesunde Druckbelastungsspitzen auf Ihre Gelenkknorpel entstehen.
9. Für eine optimale Wirkung führen Sie die Bewegungen so langsam wie möglich aus.
10. Atmen Sie beim Üben entspannt und möglichst gleichmäßig. Versuchen Sie, Ihren Atem- und Bewegungsrhythmus zu koppeln. Atmen Sie während der Belastung (Muskelanspannung) aus und während der Entlastung (Muskelentspannung) ein. Wichtig: Vermeiden Sie die Pressatmung (Luftanhalten).
11. Führen Sie die Übungen möglichst ruhig und in gleichmäßigem Tempo aus.
12. Achten Sie auf korrekte Ausgangs- und Endpositionen. Um Ausweichbewegungen zu vermeiden, üben Sie – zumindest am Anfang – am besten vor einem Spiegel.
13. Üben Sie immer beidseitig, um ein muskuläres Ungleichgewicht zu vermeiden.
14. Nehmen Sie bei Übungen im Stand immer die aufrechte Körperhaltung ein. Zur Erinnerung die wichtigsten Punkte:

- Das Kinn wird leicht angezogen, die Halswirbelsäule gestreckt.
- Stellen Sie sich vor, Sie hätten ein Häkchen am Scheitelpunkt des Kopfes. Dieses Häkchen zieht Sie optimal in die Länge.
- Stellen Sie sich vor, Sie hätten ein zweites Häkchen vorne an Ihrem Brustbein. Dieses Häkchen zieht Sie optimal nach vorne oben.

info

Für ältere Menschen: Scheuen Sie sich nicht, die angegebenen Übungen im Sitzen durchzuführen. Ihre Sicherheit geht vor! Nehmen Sie auf einem möglichst harten Stuhl im vorderen Drittel Platz, und stellen Sie die Füße hüftbreit und parallel flach auf den Boden. Achten Sie auf Ihre aufrechte Haltung!

- Die Schultern gleiten automatisch in eine entspannte Mittelstellung.
- Ihr Becken richtet sich automatisch in einer physiologischen Lendenlordose ein (siehe hierzu auch Seite 23).
- Die Knie sind leicht gebeugt (Gelenkschutz!).
- Die Füße stehen hüftbreit, ganze Fußsohlen am Boden, das Körpergewicht ist in der Mitte.

15. Achten Sie darauf, Ihr Band immer breitflächig um die zu trainierenden Körperpartien zu legen. Auf diese Weise vermeiden Sie Einschnürungen, die den Lymphfluss sowie die Blutzirkulation behindern können.

16. Kümmern Sie sich nach dem Training ausgiebig um Ihre Muskeln! Dehnen Sie sie, streichen Sie sie aus, reiben Sie sie mit basischem Wasser ab, oder nehmen Sie ein basisches Entspannungsbad. Ihr Körper wird Ihnen diese liebevolle Zuwendung 1000fach zurückgeben!

Gerne benutzte Ausreden wie »Keine Zeit« oder »Kein Platz« werden Ihnen mit dem Thera-Band® nichts mehr nützen! Leicht und handlich ist es ohne viel Aufwand an den verschiedensten Orten und zu den unterschiedlichsten Gelegenheiten einsetzbar.

Wichtige Tipps zur Pflege

- Verwahren Sie Ihr Band bei Zimmertemperatur. Vermeiden Sie direkte Sonneneinstrahlung und Heizungsnähe.
- Scharfkantiger Schmuck, Turnschuhe oder spitze Befestigungsteile können Schäden verursachen. Achtung: Untersuchen Sie Ihr Band vor jedem Üben auf Risse, um ein abruptes Reißen während Ihres Trainings auszuschließen.
- Legen Sie Ihr Band nach dem Üben glatt zusammen.
- Reinigen Sie Ihr Naturlatexband mit klarem Wasser oder, wenn nötig, mit Alkohol. Danach pudern Sie es mit Talkum oder Körperpuder ein, um es wieder griffig zu machen.
- Besonders wichtig ist das richtige Binden des Bandes bei »Schlaufenübungen«. Formen Sie Ihr Band mittels Schlaufe; feste Knoten strapazieren es unnötig.

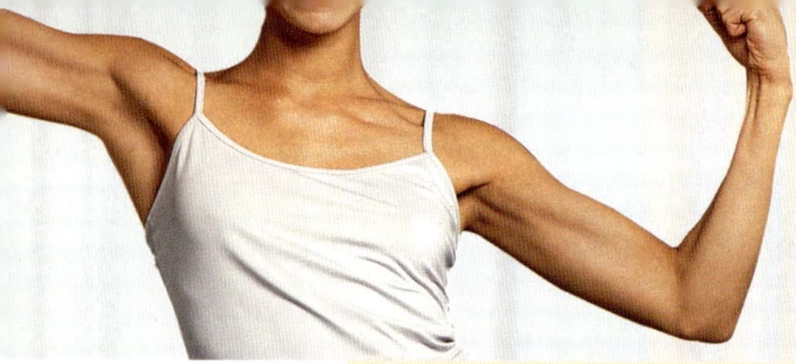

Mit Power zum Ziel

Wer sein Ziel nicht kennt, kann auch kein Ziel erreichen! Damit Sie Ihr Trainingsziel nie aus den Augen verlieren, finden Sie hier alles Wissenswerte rund um Ihre Muskelkraft und den richtigen Trainingsaufbau.

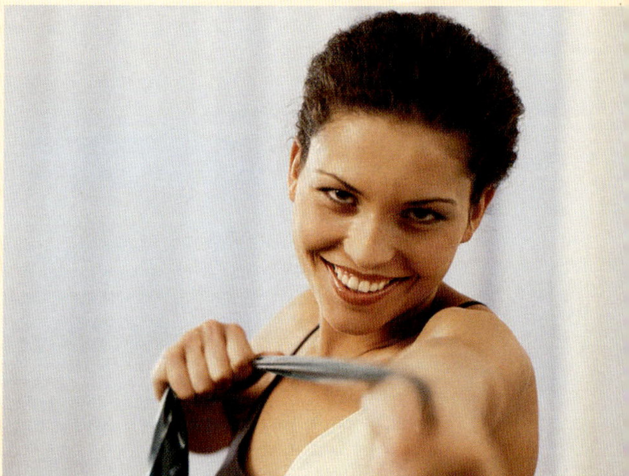

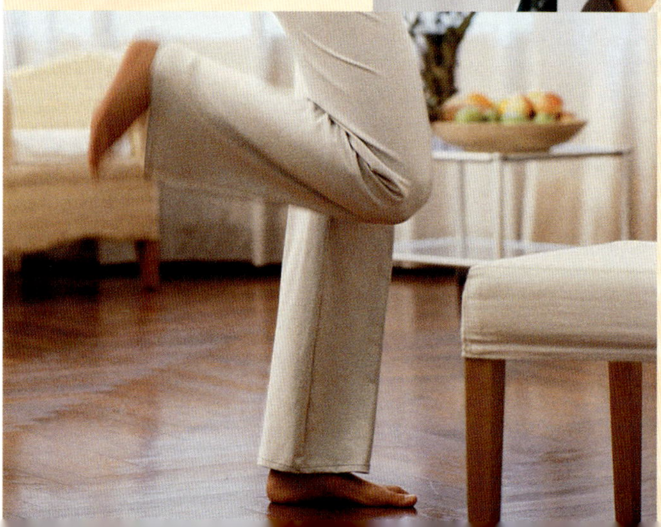

Die Runduminformation für den richtigen Trainingsaufbau und die korrekte Durchführung aller Übungen: vom Aufwärmen bis zum ausleitenden Entspannen nach dem Training.

Ihr individuelles Trainingsziel

Damit Sie Ihr Trainingsziel erreichen, benötigen Sie noch ein wenig Hintergrundinformation zum Trainingsablauf. Eine Trainingseinheit muss immer aus den folgenden fünf Schritten bestehen.

Die fünf Trainingsschritte

I Aufwärmprogramm – Warm-up
II Vordehnen – Stretching
III Kräftigungsübung – Power!
IV Dehnen der gekräftigten Muskeln – Stretching
V Entspannungsprogramm und Atemvertiefung – Cool-down

Nun wissen Sie, wie eine optimale Trainingseinheit aussieht. Aber wie finden Sie den optimalen Trainingsreiz und die geeignete Trainingsintensität für die Muskulatur, die Sie trainieren möchten? Je nach Belastungsintensität lösen Sie sehr unterschiedliche Anpassungsmechanismen in Ihrer geforderten Muskulatur aus! Der gewünschte Trainingseffekt hängt ganz von der gewählten Belastungsgröße ab.

Mehr Muskelkraft

Der erste Schritt ist die Steigerung Ihrer muskulären Kraftausdauer. Dies ist die Fähigkeit der Muskulatur, über einen längeren Zeitraum mit submaximaler Kraftintensität zu arbeiten. Diese Fähigkeit wird von Ihnen im täglichen Leben, in der Alltagsmotorik erwartet. Wenn Sie hier Kraftreserven aufbauen, betreiben Sie eine sehr wirkungsvolle Verletzungsprophylaxe sowie vorbeugenden Gelenkschutz.

Muskuläre Kraftausdauer

Suchen Sie sich aus den Trainingskapiteln den Muskel aus, den Sie gezielt kräftigen wollen. Vergessen Sie aber nicht, sich vor den Übungen aufzuwärmen! Führen Sie die Positionen mit dem Gymnastikband exakt durch, und zählen Sie dabei, wie oft Sie die Übung gerade noch bei exakter Durchführung schaffen. Diese Maximalzahl notieren Sie mit Datum als maximalen Leistungsstand.

→ Tipp

Denken Sie daran: Genauso, wie sich Ihr Muskel an den erhöhten Trainingsreiz mit großer Kraftausdauer anpasst, wird er sich wieder zurückbilden, wenn dieser Trainingsreiz auf einmal ausbleibt.

Trainingsplan

1. Woche: 3 Serien	2. Woche: 4 Serien	3. Woche: 5 Serien
I: 20 Wiederholungen – 10 Sekunden Pause	I: 20 Wiederholungen – 10 Sekunden Pause	I: 20 Wiederholungen – 10 Sekunden Pause
II: 20 Wiederholungen – 10 Sekunden Pause	II: 20 Wiederholungen – 10 Sekunden Pause	II: 20 Wiederholungen – 10 Sekunden Pause
III: 20 Wiederholungen – 1 Minute Pause	III: 20 Wiederholungen – 10 Sekunden Pause	III: 20 Wiederholungen – 10 Sekunden Pause
	IV: 20 Wiederholungen – 1 Minute Pause	IV: 20 Wiederholungen – 10 Sekunden Pause
		V: 20 Wiederholungen – 1 Minute Pause

Wichtig: Auch die letzte Serie muss korrekt und vollständig durchgeführt werden. Wenn dies Ihre Kräfte noch übersteigt, reduzieren Sie die Anzahl der Serien.

Nehmen Sie nun als Trainingswiederholungszahl 40 bis 60 Prozent dieser Zahl. Diese Zahl sollte zwischen 12 und 25 liegen. Angenommen, Sie wäre 20, dann sind 20 Wiederholungen für Sie eine Serie. Sie trainieren dann, wie auf oben stehendem Trainingsplan beschrieben. Am Ende der dritten Woche ermitteln Sie erneut Ihre maximale Trainingszahl. Sie werden erstaunt sein! Notieren Sie diese neben Ihrer ursprünglichen Maximalzahl, ebenso verfahren Sie in der vierten, fünften und sechsten Woche. Spätestens jetzt sollten Sie ein deutliches Erfolgserlebnis haben. Wenn Sie sich noch steigern wollen:

- Halten Sie die Bewegung durch aktive, isometrische Muskelanspannung in Endstellung der Übung.
- Führen Sie in der Endstellung der Übung ganz kleine wiederholte Muskelkontraktionen durch: Geben Sie ungefähr zwei Zentimeter vom erreichten Bewegungsende preis, geben Sie ein wenig nach (= exzentrisches Muskeltraining), und ziehen Sie dann wieder mit voller Power in die absolute

Endstellung (= konzentrisches Muskeltraining). Diese Bewegung muss unbedingt ganz langsam und kontrolliert ausgeführt werden. Es darf keinerlei Ausweichbewegung stattfinden. Diese ausgesprochen effektive Technik stammt ursprünglich aus der klassischen Krankengymnastik.

- Falls Ihnen dies alles noch nicht ausreichen sollte, greifen Sie bitte zu einem neuen Gymnastikband mit stärkerem Widerstand (im Sportfachhandel erhältlich).

Mehr Muskelmasse

Neben der muskulären Kraftausdauer gibt es das Ziel, einen Muskel möglichst schnell im Querschnitt zu vergrößern. Diesem Ziel kann ein optischer Wunsch zugrunde liegen. Behalten Sie jedoch bei der Vergrößerung der Muskelmasse immer die muskuläre Balance Ihres Körpers im Auge! Für ein harmonisches und attraktives Gesamtbild dürfen die muskuläre Kraftausdauer sowie Haltungsschulung und koordiniertes Bewegungsverhalten auf Dauer gesehen nicht vernachlässigt werden.

Dauerhaftes Muskelwachstum

Der Aufbau von Muskelmasse sollte nicht zu schnell gehen, denn Bindegewebe und Sehnen gewinnen deutlich langsamer an Festigkeit als die Muskeln. Wählen Sie den Widerstand des Gymnastikbandes deshalb so, dass Sie nur eine maximale Wiederholungszahl von 15 erreichen. Absolvieren Sie Ihre Übungen mit 80 Prozent dieser maximalen Wiederholungszahl, und gehen Sie beim Aufbau der Serien genauso vor wie beim Trainieren der Kraftausdauer.

Weniger Zellulite

Haben Sie es sich zum Ziel gesetzt, Ihre Zellulite zu vermindern? Sie finden ab Seite 32 ganz gezielte, auf dieses Problem abgestimmte Übungen. Darüber hinaus erhalten Sie weitere Hinweise auf wirkungsvolle Selbsthilfemaßnahmen und praktische Ernährungstipps.

info

Ein schnelles Muskelwachstum gelingt Ihnen nur, wenn Sie die hormonelle Basis (männliche körpereigene Hormone) mitbringen. Wenn Sie einen Ehrgeiz in Richtung Bodybuilding hegen, sprechen Sie bitte darüber mit einem ausgebildeten Trainer in einem Bodybuildingstudio. Neben einem individuellen Muskelaufbautraining brauchen Sie in diesem Fall auch eine unterstützende Nahrungsergänzungs-Aufbaukost.

Das Aufwärmprogramm – Warm-up

Wenn bei Ihrem Training nebenbei die Pfunde purzeln sollen, dann verlängern Sie Ihr Warm-up einfach um eine Viertelstunde.

Das Aufwärmprogramm ist ein unverzichtbarer Bestandteil jedes Gymnastikbandtrainings. Es bereitet Ihren Körper auf die folgende Belastung vor, erhöht die Durchblutung und beschleunigt den Stoffwechsel in der Muskulatur. Die Zunahme der Herz- und Atemfrequenz sorgt für erhöhte Blutzirkulation und für eine verbesserte Versorgung des Körpers mit Sauerstoff. Durch das Aufwärmen Ihrer Muskulatur reduzieren Sie die Verletzungsgefahr, Sie steigern Ihre Dehnfähigkeit und bauen zudem Alltagsstress ab. Wählen Sie eine der im Folgenden vorgestellten vier Aufwärmkombinationen!

Aufwärmkombi – Warm-up I

Leicht, Dauer: 5–10 Minuten

Legen Sie rhythmische und flotte Musik nach Ihrem Geschmack auf.

1. Gehen Sie im Rhythmus der Musik auf der Stelle, und bewegen Sie Ihre Arme intensiv mit.
2. Gehen Sie weiter, und heben Sie jetzt beide Arme beim Einatmen über vorne gestreckt an, beim Ausatmen über vorne wieder gestreckt hinunter.

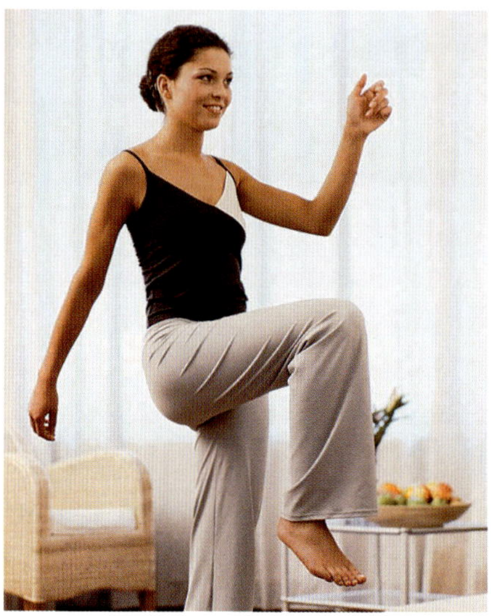

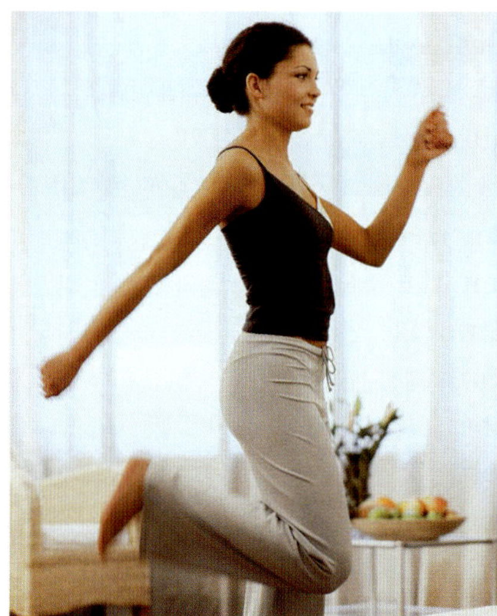

Linkes Bild: Aufwärmkombi I, Schritt 8. Rechtes Bild: Aufwärmkombi I, Schritt 9. Vergessen Sie beim Warm-up die kräftigen Armbewegungen nicht!

3. Gehen Sie weiter, und bewegen Sie Ihre Arme abwechselnd gestreckt nach vorne.
4. Gehen Sie weiter, und bewegen Sie Ihre Arme jetzt abwechselnd gestreckt nach oben.
5. Gehen Sie weiter, und kreisen Sie abwechselnd mit Ihren Schultern.
6. Gehen Sie weiter, und kreisen Sie abwechselnd mit Ihren Ellbogen.
7. Gehen Sie weiter, und beschreiben Sie nun abwechselnd große Armkreise.
8. Gehen Sie weiter, und heben Sie Ihre Knie so weit wie möglich nach vorne oben (siehe Foto Seite 14).
9. Gehen Sie weiter, und heben Sie dabei Ihre Fersen abwechselnd zum Gesäß (siehe Foto Seite 14).
10. Gehen Sie in der Grätsche intensiv weiter.
11. Gehen Sie wieder normal auf der Stelle, Ihre Arme schwingen mit. Gehen Sie langsam aus. Atmen Sie tief ein, und heben Sie Ihre Arme über die Seite nach oben, atmen Sie intensiv aus, und führen Sie Ihre Arme über die Seite wieder nach unten. Schließen Sie das allgemeine, sanfte Stretchingprogramm an.

Aufwärmkombi – Warm-up II

Anspruchsvoll, Dauer: 10 Minuten

Legen Sie flotte, rhythmische Musik nach Ihrem Geschmack auf.

1. Joggen Sie 3 Minuten leicht auf der Stelle. Dabei rollen Sie Ihre Füße bewusst ab. Bewegen Sie Ihre Arme mit. Atmen Sie möglichst gleichmäßig und intensiv.
2. Gehen Sie mit geradem Rücken und leicht gebeugten Knien intensiv auf der Stelle weiter. Die Beine stehen hüftbreit auseinander.
3. V-Step auf der Stelle: Die Arme bewegen sich intensiv mit. Wenn Sie den rechten Fuß diagonal nach vorne rechts setzen, heben Sie den rechten Arm diagonal gestreckt nach rechts oben; wenn Sie den linken Fuß diagonal nach vorne links setzen, heben Sie den linken Arm diagonal gestreckt nach links oben. Dann setzen Sie das rechte Bein wieder in die Mitte nach hinten zurück, dazu führen Sie gleichzeitig den rechten Arm wieder nach unten; die linke Seite ebenso.

→ Tipp

Üben Sie möglichst bei jedem Training mit rhythmischer Musik. Eine Musik, die Sie gerne hören, kann Sie stark motivieren!

Für das Warmwerden Ihrer Muskulatur sollten Sie mindestens fünf Minuten investieren, doch je länger, umso besser!

Linkes Bild: Aufwärmkombi II, Schritt 8. Rechtes Bild: Aufwärmkombi II, Schritt 9. Das Gymnastikband lässt sich auch bereits für das Aufwärmprogramm verwenden und trainiert hierbei schon bestimmte Muskelpartien.

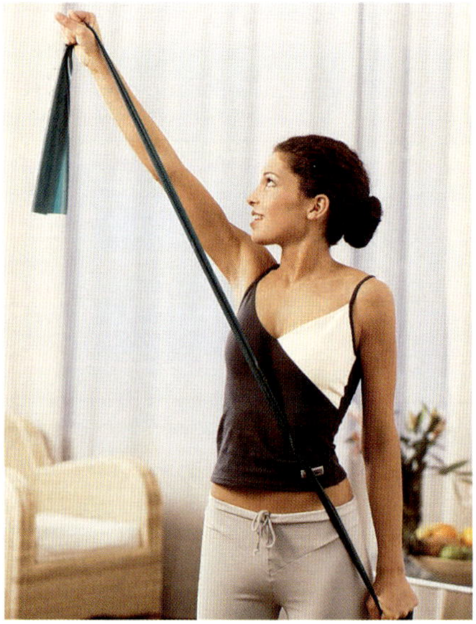

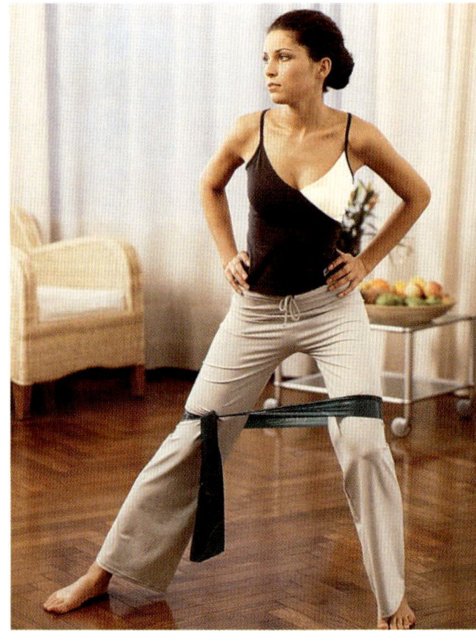

Je weniger Bewegung Sie in den Stunden vor dem Training hatten, umso länger werden Sie brauchen, um den Körper aufzuwärmen und die Muskulatur zu lockern.

4. Laufen Sie leicht auf der Stelle, und heben Sie dabei die Knie weit nach vorne an.
5. Laufen Sie leicht auf der Stelle, und heben Sie dabei die Fersen hinten Richtung Gesäß an.
6. Kicken Sie aus dem Stand mit rechtem Bein und linkem Arm nach vorne. Genauso mit dem linken Bein und dem rechten Arm.
7. Stellen Sie sich auf das Bandende, und ziehen Sie das Band mit dem rechten gestreckten Arm über vorne nach oben. Atmen Sie dabei tief ein. Senken Sie den gestreckten rechten Arm wieder über vorne nach unten ab. Atmen Sie dabei intensiv aus. 10-mal rechts, 10-mal links wiederholen.
8. Fassen Sie das Band mit beiden Händen vor dem Körper, und ziehen Sie es mal rechts, mal links in die Diagonale (siehe Foto oben).
9. Schlingen Sie das Band um Ihre Knie, und machen Sie wechselweise intensive Seitschritte gegen den Widerstand (siehe Foto oben).
10. Stellen Sie sich in Schrittstellung mit dem vorderen Fuß auf das Gymnastikband. Bewegen Sie wie beim Skilanglauf die Arme wechselseitig nach vorne und hinten.

11. Schulterkreisen, Ellbogenkreisen, großes Armkreisen wie bei Warm-up I.

12. Joggen Sie langsam auf der Stelle aus. Atmen Sie einige Male tief ein, und heben Sie Ihre Arme über die Seite nach oben. Atmen Sie intensiv aus, und führen Sie dabei Ihre Arme über die Seite wieder nach unten. Schließen Sie das allgemeine, sanfte Stretchingprogramm an.

Aufwärmkombi – Warm-up III

Gehprogramm im Freien,
Dauer: ca. 30 Minuten

Gehen Sie rasch und mit langen Schritten. Setzen Sie bei jedem Schritt zuerst die Ferse auf, und rollen Sie den Fuß intensiv ab. Mit dem Fußballen stoßen Sie sich ab. Bewegen Sie Ihre Arme locker mit. Wenn Sie Ihr rechtes Bein nach vorne setzen, ziehen Sie Ihren linken Arm vor und umgekehrt. Finden Sie Ihren individuellen Atemrhythmus passend zum Schritttempo. Nach 30 Minuten intensivem »Walken« sind Sie auf jeden Fall aufgewärmt. Atmen Sie einige Male tief ein, und heben Sie Ihre Arme über die Seite nach oben. Atmen Sie intensiv aus, und führen Sie Ihre Arme über die Seite wieder nach unten. Schließen Sie das allgemeine, sanfte Stretchingprogramm an.

Aufwärmkombi – Warm-up IV

Jogging im Freien,
Dauer: ca. 30 – 45 Minuten

Wenn Sie vor Ihrem Muskeltraining mit dem Gymnastikband ein leichtes Lauftraining im Freien absolvieren, haben Sie neben dem Muskeltraining die ideale Stärkung für Herz und Kreislauf. Wenn Sie langsam im aeroben Bereich (Achtung: Pulskontrolle!) laufen und ruhig und regelmäßig atmen, ist Ihr Blut optimal mit Sauerstoff angereichert, wovon Ihre Muskelzellen bei den anschließenden Übungen profitieren. Am Ende des Laufs atmen Sie

→ Tipp

Stehen Sie doch einmal eine Stunde früher auf. Schlüpfen Sie in Ihre Joggingschuhe, und laufen Sie los, bevor Sie zu Hause das Gymnastikprogramm absolvieren. Nach dieser »Sportstunde« am Morgen werden Sie wesentlich munterer sein und mehr Energie für den Tag haben!

einige Male tief ein und heben dabei Ihre Arme über die Seite nach oben. Atmen Sie intensiv aus, und führen Sie dabei Ihre Arme über die Seite wieder nach unten. Schließen Sie zu Hause das allgemeine, sanfte Stretchingprogramm an, bevor Sie mit dem Gymnastikband Ihre individuelle Muskelgruppe trainieren.

info

Die Kombination von Jogging und Muskeltraining ist eine ideale Möglichkeit, um nach Feierabend angestauten Stress und Emotionen abzubauen. Nach den Übungen duschen Sie zur Entspannung, oder nehmen Sie ein Bad. Jetzt haben Sie den Kopf wirklich frei für Ihr Privatleben.

Allgemeines, sanftes Stretching

Das allgemeine, sanfte Stretching ist ein absolutes »Muss« nach jedem Aufwärmen und vor jedem Muskeltraining. Die kleinsten muskulären Einheiten – Muskelfasern und Myofibrillen – werden durch diese Dehnübungen optimal durchblutet. Auf diese Weise wird die Verletzungsgefahr minimiert. Achten Sie bitte trotzdem jedes Mal auf die korrekte Position und Haltedauer. Um einen muskulären Dehneffekt zu erzielen, müssen Sie die Dehnposition mindestens zehn Sekunden halten. Gehen Sie weich, nie ruckartig in die Dehnungen. Wippen Sie nie, sondern bleiben Sie einfach ruhig am Bewegungsende. Wiederholen Sie jede Dehnposition ein- bis dreimal.

Die folgenden Stretchingübungen können Sie auch nach einem langen Tag am Schreibtisch, nach einer langen Autofahrt oder einer Flugreise als Ausgleichsbewegungen problemlos durchführen. Durch diese Dehnungen beugen Sie schmerzhaften Muskelspannungszuständen aufgrund unnatürlich langer Fehlhaltung vor.

Stretchingkombi

1. Drehen Sie Ihren Kopf so weit wie möglich nach rechts, halten Sie diese Position. Links ebenso.
2. Senken Sie Ihr linkes Ohr zur linken Schulter, halten Sie diese Position. Ziehen Sie dabei beide Schultern in Richtung Boden. Senken Sie nun Ihr rechtes Ohr zur rechten Schulter. Die Dehnung halten.
3. Falten Sie die Hände im Nacken. Ziehen Sie Ihren Kopf sanft nach

vorne unten, bis Sie eine leichte Dehnung Ihrer Nackenmuskeln spüren (siehe Foto unten).

4. Falten Sie Ihre Hände, und heben Sie Ihre Arme senkrecht über den Kopf. Ziehen Sie die gestreckten Arme nun etwas nach hinten.

5. Falten Sie Ihre Hände hinter dem Rücken, und ziehen Sie Ihre gestreckten Arme langsam nach oben. Achten Sie auf eine aufrechte Rückenhaltung.

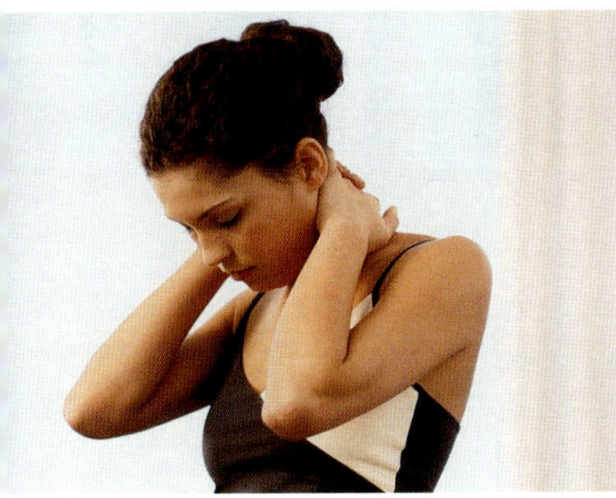

Stretchingkombi, Übung 3. Mit dieser Übung lockern Sie den Schulter- und Nackenbereich, z. B. nach langem Sitzen.

6. Strecken Sie Ihren rechten Arm dicht neben Ihrem rechten Ohr senkrecht nach oben. Beugen Sie Ihren rechten Unterarm (Ellbogen muss senkrecht bleiben!), so dass sich Ihre Handfläche auf Ihr rechtes Schulterblatt legt. Legen Sie Ihre linke Hand auf Ihren rechten Ellbogen, und drücken Sie diesen ganz sanft noch etwas weiter nach hinten. Ebenso dehnen Sie Ihren linken Trizeps (siehe Foto).

7. Falten Sie Ihre Hände, und strecken Sie Ihre Arme gerade nach vorne. Schieben Sie Ihre Schultern nach vorne, und ziehen Sie mit dieser Bewegung Ihre Schulterblätter so weit wie möglich auseinander. Sie sollten eine Dehnung im Bereich der Schulterblätter spüren.

8. Legen Sie einen Arm quer vorne über Ihren Körper. Drücken Sie mit Ihrer anderen Hand den Arm an den Körper. Ziehen Sie Ihre Schultern dabei weit nach unten (weg von den Ohren). Ebenso dehnen Sie den anderen Arm.

9. Machen Sie einen weiten Schritt nach vorne. Ziehen Sie die Ferse des hinteren Beins intensiv zum Boden, um Ihre Wadenmuskulatur zu dehnen. Wechseln Sie die Seite.

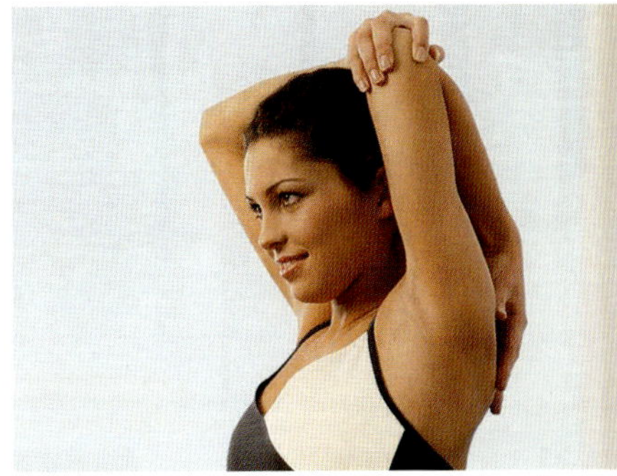

Stretchingkombi, Übung 6. Auch wenn die Übung anfangs schwer fällt, mit etwas Training werden Sie bald Fortschritte merken!

Das Dehnen der Muskulatur sollen und dürfen Sie ruhig deutlich spüren, es darf jedoch keinesfalls schmerzhaft sein! Achtung: Gefahr der Überdehnung und Muskelzerrung!

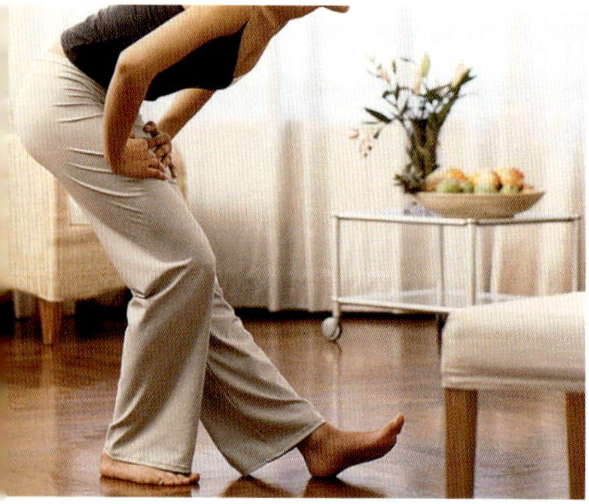

Stretchingkombi, Übung 13. Achten Sie darauf, dass das Becken gerade bleibt.

10. Gehen Sie wieder in den weiten Schritt nach vorne. Stellen Sie diesmal den hinteren Fuß auf den Ballen. Schieben Sie Ihr Becken langsam nach vorne, bis Sie eine Dehnung in der Hüftmuskulatur spüren. Wechseln Sie die Seite.

11. Stellen Sie ein Bein auf die Zehenspitzen nach hinten, und drücken Sie sie leicht nach unten, bis Sie die Dehnung an der vorderen Schienbeinmuskulatur spüren. Dehnen Sie auch die andere Seite.

12. Sie können sich für diese Übung bei Bedarf auch mit einer Hand auf einem festen Gegenstand abstützen. Beugen Sie Ihr Standbein leicht im Kniegelenk. Beugen Sie nun Ihr Spielbein, und fassen Sie es mit der gleichseitigen Hand um den Knöchel. Ziehen Sie den Fuß des Spielbeins Richtung Gesäß, bis Sie eine Dehnung vorne im Oberschenkel spüren. Achten Sie darauf, dass sich beide Kniegelenke auf einer Höhe befinden. Wechseln Sie die Seite.

13. Stellen Sie ein Bein mit der Ferse nach vorne, und ziehen Sie die Fußspitze nach oben. Beugen Sie das andere Bein, und schieben Sie Ihr Becken zurück. Gehen Sie so tief wie möglich, bis Sie deutlich eine Dehnung in Ihrer Wadenmuskulatur bzw. in der hinteren Oberschenkelmuskulatur des anderen Beins spüren. Wechseln Sie die Seite (siehe Foto).

14. Stehen Sie gegrätscht. Stützen Sie Ihre linke Hand in die Hüfte, und strecken Sie Ihren rechten Arm senkrecht nach oben. Ziehen Sie nun Ihren rechten Arm maximal nach links. Lassen Sie Ihren Rumpf in diese Dehnbewegung mitgehen. Wenn Ihnen dieses Stretching noch zu einfach ist, können Sie zusätzlich Ihr rechtes hinter Ihrem linken Bein kreuzen. Führen Sie diese Bewegung genauso zur anderen Seite aus.

15. Setzen Sie sich auf den Boden, und legen Sie die Fußsohlen gegeneinander. Ziehen Sie die Füße möglichst nah zum Körper heran.

info

Stretching wirkt sich nicht nur positiv auf die Elastizität und Belastbarkeit Ihrer Muskeln aus. Bei regelmäßigem Training verhelfen Stretchingübungen auch zu einem verbesserten Körpergefühl und Körperbewusstsein. Schon zehn Minuten täglich genügen.

Mit den Händen leicht auf die Knie drücken, bis Sie deutlich eine Dehnung spüren.

16. Stellen Sie sich hüftbreit hin, stützen Sie Ihre Hände auf die Oberschenkel, und beugen Sie die Knie bis auf halbe Höhe. Formen Sie mit Ihrer Wirbelsäule einen »Katzenbuckel«. Strecken Sie Ihre Wirbelsäule durch und weiter bis ins Hohlkreuz. Wiederholen Sie dies einige Male. Strecken Sie Ihre Wirbelsäule nochmals. Schieben Sie abwechselnd die rechte bzw. linke Schulter nach vorne. Rollen Sie Ihre Wirbelsäule langsam nach oben wieder auf (siehe Foto).

17. Gehen Sie in die Grätsche und auf halbe Höhe hinunter. Atmen Sie tief ein, und führen Sie beide Arme über die Seite nach oben. Strecken Sie dabei die Knie und Ihren Körper. Atmen Sie intensiv aus, führen Sie beide Arme über die Seiten nach unten, und beugen Sie wieder Ihre Knie. Wiederholen Sie dies 3-mal.

Let's start! Ihr Muskeltraining kann nun beginnen.

Achten Sie auf die richtige Atmung: Während des Dehnens ruhig und gleichmäßig weiteratmen. Und auch wenn es mal etwas zieht, halten Sie auf keinen Fall die Luft an!

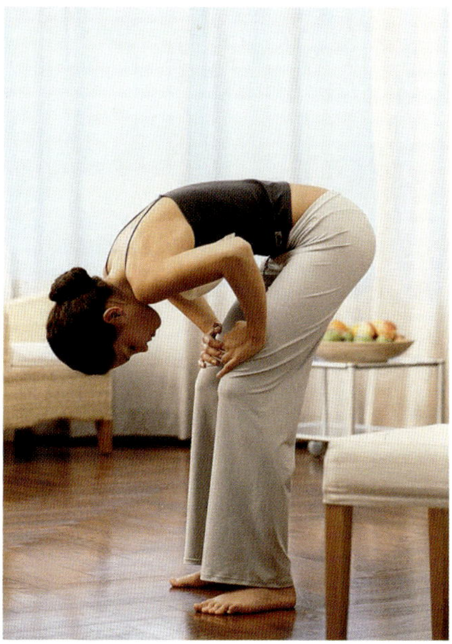

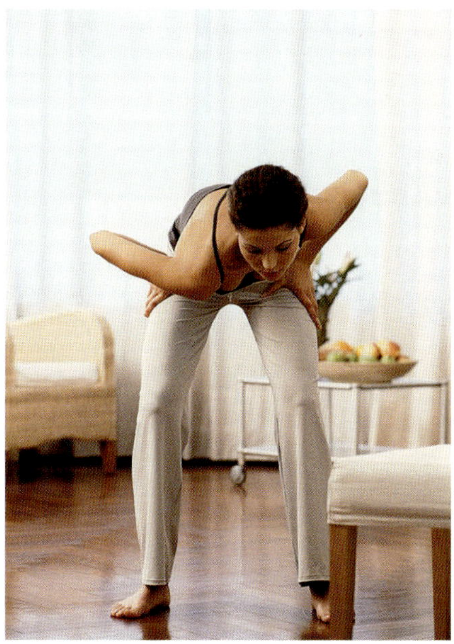

Linkes und rechtes Bild: Stretchingkombi, Übung 16. Versuchen Sie, sich beim Aufrollen des Rückens jedes einzelnen Ihrer Wirbel bewusst zu werden. Lassen Sie sich für diese Übung ruhig Zeit.

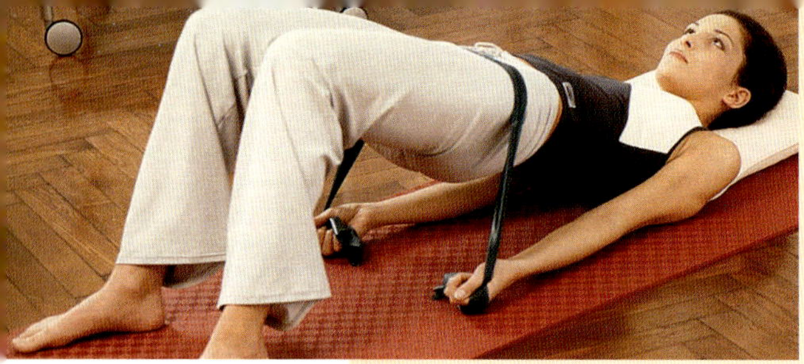

Muskeltraining mit dem Gummiband

In den folgenden Trainingskapiteln finden Sie für jeden Muskelbereich effektive Übungen. Ermitteln Sie für jede Übung Ihre aktuelle Wiederholungszahl, die Ihren momentanen Leistungsstand darstellt. Werfen Sie dazu noch mal einen kurzen Blick an den Anfang des vorhergehenden Kapitels auf Seite 11ff.

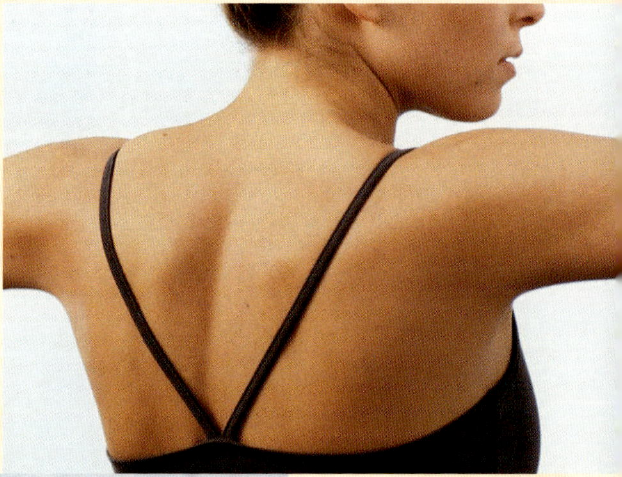

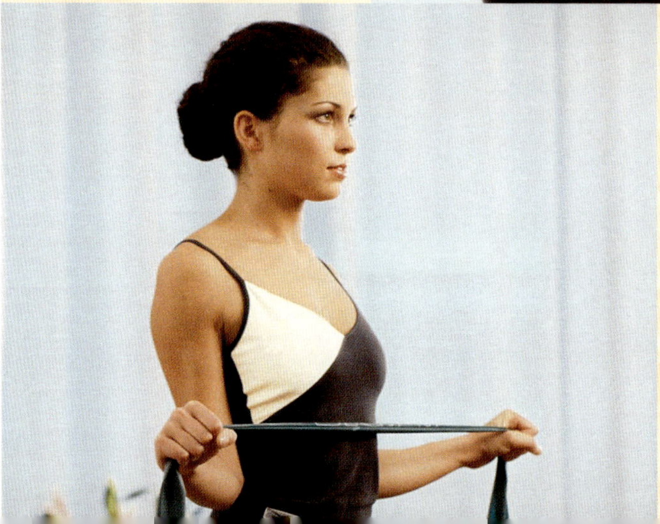

Thera-Bänder® gibt es in mehreren unterschiedlichen Stärken. Wählen Sie das für Ihre körperlichen Voraussetzungen am besten geeignete, und steigern Sie bei Bedarf die Bandstärke.

Powertraining für Ihren Rücken

Eine gesunde Wirbelsäule ist doppelt s-förmig. Hals- und Lendenwirbelsäule haben eine leichte Krümmung nach vorne, die in der Fachsprache Lordose genannt wird. Die Brustwirbelsäule ist leicht nach hinten gekrümmt, Kyphose genannt. Zwischen den Wirbelkörpern befinden sich die Bandscheiben, um die optimale Dämpfung und Beweglichkeit zu gewährleisten. Bandscheiben sind Faserknorpelringe mit einem weichen Gallertkern. Ohne ein kraftvolles, harmonisches Zusammenspiel von Bauch- und Rückenmuskeln würden sowohl Wirbelsäule als auch Bandscheiben auf Dauer Schaden erleiden. Nur durch dieses koordinierte, muskuläre Zusammenspiel können Sie bei voller Rumpfbeweglichkeit eine aufrechte optimale Körperhaltung einnehmen. Die folgenden Übungen trainieren verschiedene Rückenmuskelpartien. Achten Sie beim Rückenmuskeltraining immer auf eine optimale Grundhaltung des Körpers. Auch Ihr Bauch sollte sich in Grundspannung befinden (siehe dazu Seite 41), denn Rücken- und Bauchmuskulatur bilden eine funktionelle Einheit.

Checkliste Rücken

- Hatten Sie schon einmal einen »Hexenschuss« oder Ischiasbeschwerden?
- Hatten Sie schon einmal einen Bandscheibenvorfall?
- Gehen Sie überwiegend einer sitzenden Tätigkeit nach?
- Haben Sie vor kurzem entbunden?
- Werden Sie auf Ihre schlechte Haltung angesprochen?
- Leiden Sie häufig unter Verspannungen im Schulter-Nacken-Bereich?
- Leiden Sie häufig unter Spannungskopfschmerzen?
- Verbringen Sie lange Zeit im Auto?
- Fühlt sich Ihr Rücken, wenn Sie länger gelegen sind, »wie zerschlagen« an?

→ Tipp

Wenn Sie Ihre Rückenmuskulatur trainieren, denken Sie auch immer an das Training für die Bauchmuskeln und umgekehrt.

Idealerweise absolvieren Sie Ihr Training vor einem großen Spiegel. So können Sie Ihre Körperhaltung überprüfen und gegebenenfalls korrigieren.

Haben Sie eine oder mehrere dieser Fragen mit Ja beantwortet, sollten Sie das Rückentraining regelmäßig durchführen. Bei akuten Schmerzen suchen Sie bitte Ihren Arzt auf.

Übungen Rücken

1. Rückenaufrichtung

Ausgangsstellung Gegrätschter Stand, rechter Fuß steht auf Bandende, beide Hände fassen das andere Bandende in Kniehöhe. Achtung: Rücken gerade, Hüften und Knie gebeugt.

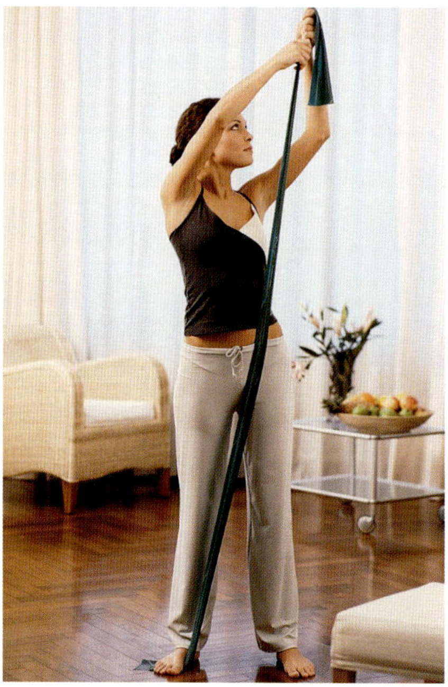

Übungen Rücken, Übung 1. Gehen Sie hier wie bei allen anderen Übungen absolut sicher, dass Sie die Bandenden fest fixiert bzw. fest um Ihre Hand geschlungen haben.

Bewegung Beim Einatmen ziehen Sie das Band kontrolliert nach links oben, beim Ausatmen gehen Sie langsam in die Ausgangsposition zurück. Nach Beendigung der Wiederholungen wechseln Sie die Seite.

2. Rückenzug

Ausgangsstellung Hüftbreiter Stand, Arme mit Band über Kopf gestreckt.

Bewegung Ziehen Sie das Band hinter Ihrem Nacken beim Ausatmen so weit wie möglich auseinander. Beim Einatmen gehen Sie in die Ausgangsposition zurück nach oben. Wenn Sie Ihre Wiederholungen beendet haben, gehen Sie noch einmal in die Endposition. Beugen Sie jetzt zusätzlich die Knie (45 Grad), halten Sie den Rücken maximal gestreckt, und bleiben Sie so lange wie möglich in dieser Position.

3. Armheben

Ausgangsstellung Bauchlage, Fußspitzen angestellt, die Beine sind durchgespannt, Arme in U-Haltung mit gespanntem Band.

Bewegung Heben Sie beim Ausatmen die Arme nach oben, beim Einatmen senken Sie sie wieder ab. Achtung: Ihr Oberkörper bleibt in seiner Position, nur die Arme bewegen sich!

4. Schultergürteltraining

Ausgangsstellung Bauchlage, die Fußspitzen angestellt, Beine durchgespannt, Arme in U-Haltung mit gespanntem Band.
Bewegung Schieben Sie einen Arm bis in die vollständige Streckung nach vorne, den anderen Arm nach hinten. Achtung: Die Halswirbelsäule gerade halten, Blickrichtung zum Boden! Kehren Sie wieder in die Ausgangsstellung zurück. Seitenwechsel.

Stretching Rücken

1. Oberer Rücken

Ausgangsstellung Bequemer Schneidersitz auf dem Boden.
Bewegung Umarmen Sie sich.

2. Seitlicher Schultermuskel

Ausgangsstellung Stand, rechtes Ohr zur rechten Schulter geneigt. Arme hängen.
Bewegung Ziehen Sie den linken Arm bewusst in Richtung Boden, bis Sie eine Dehnung im linken Schultermuskel spüren. Wechseln Sie die Seite.

3. Schulter

Ausgangsstellung Stand, ein Arm wird vorne quer über den Körper gelegt. Handfläche zeigt nach oben.
Bewegung Ziehen Sie mit der anderen Hand von vorne den Arm zum Körper. Wechseln Sie die Seite.

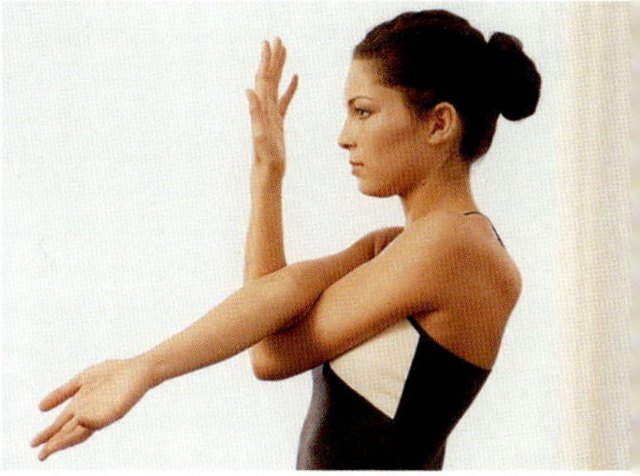

Stretching Rücken, Übung 3. Achtung: Die Schultern müssen unten bleiben!

4. Rückenrollen

Ausgangsstellung Sitz auf dem Boden, die Knie sind schulterbreit geöffnet und zum Oberkörper hin angehoben, Füße weg vom Boden, die Hände umfassen jeweils einen Knöchel, Kinn gesenkt, Rücken und Bauch eingezogen.
Bewegung Beim Ausatmen rollen Sie bis auf Ihre Schultern zurück, beim Einatmen wieder nach oben usw. Achtung: Diese Übung nur dann ausführen, wenn Sie keine

Nacken- oder Bandscheibenprobleme haben. Bei Beschwerden wenden Sie sich bitte umgehend an Ihren Arzt.

5. Seitenbeuge

Ausgangsstellung Schneidersitz auf dem Boden.

Bewegung Stützen Sie den rechten Arm in die Seite, der linke Arm wird über die Seite gestreckt nach oben geführt und beschreibt einen Bogen nach rechts. Seite wechseln.

Ein gutes zusätzliches Training für Ihre Arm- und Brustmuskeln sind Liegestütze. Landläufig zwar eher unbeliebt, jedoch bestens geeignet, um Kraft aufzubauen und nebenbei auch noch die Bauchmuskeln zu trainieren!

Powertraining für Ihre Arme

Mit einer kräftigen Arm-, Brust- und Schultermuskulatur sind Sie für das Heben und Schleppen von schweren Einkäufen sowie für alle anfallenden muskulären Kraftanstrengungen bei der Haus- und Gartenarbeit bestens gerüstet! Doch nicht nur das: Mit kräftigen, straffen Armen und einer geraden, aufrechten Haltung fühlen Sie sich nicht nur besser, Sie strahlen körpersprachlich auch deutlich mehr Selbstbewusstsein aus.

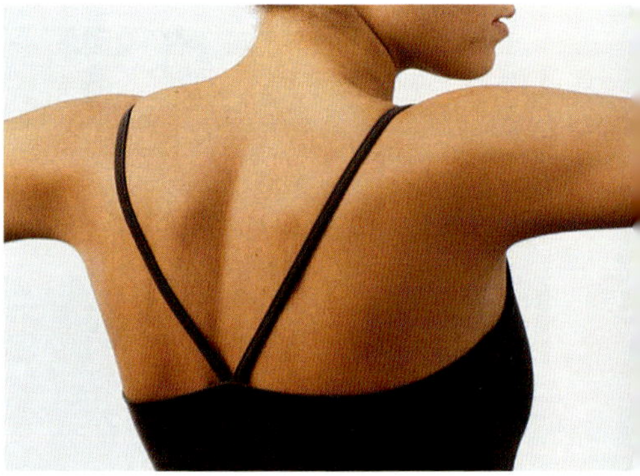

Eine gut trainierte Schulter- und Armmuskulatur muss nicht unweiblich wirken.

Checkliste Arme

- Leiden Sie häufig unter Verspannungen im Schulter-Nacken-Bereich?
- Möchten Sie Ihre Oberarmmuskulatur kräftigen und straffen?
- Schmerzen Ihre Schultergelenke manchmal?
- Fühlt sich Ihr Ellbogen-, Unterarm- oder Handgelenksbereich angespannt an?
- Arbeiten Sie vorwiegend im Sitzen und/oder am Computer?
- Legen Sie regelmäßig lange Autostrecken zurück?
- Möchten Sie Ihre Haltung verbessern, besonders Ihren Brustbereich aufrichten?

Wenn Sie eine oder mehrere dieser Fragen mit Ja beantwortet haben, sollten sie das »Powertraining für Ihre Arme« regelmäßig durchführen. Sollten Sie unter akuten Schmerzen leiden, suchen Sie bitte Ihren Arzt auf.

Übungen Arme

1. Armzug

Ausgangsstellung Stand mit beiden Füßen auf der Mitte des Bandes, Haltung aufrecht, beide Hände fassen vor dem Körper zusammen die Bandenden.

Bewegung Ziehen Sie das Band beim Einatmen mit beiden Händen bis auf Schulterhöhe, die Ellbogen gehen dabei seitlich bis über Schulterhöhe hinaus. Beim Ausatmen führen Sie die Arme nach unten zurück in die Ausgangsstellung.

2. Seitlicher Armzug

Ausgangsstellung Stand mit beiden Füßen auf der Mitte des Bandes, Haltung aufrecht, halten Sie die Arme parallel zum Körper, beide Hände fassen Bandenden, die Ellbogen bleiben zum Schutz leicht gebeugt.

Bewegung Heben Sie die Arme beim Einatmen seitlich bis zur Waagrechten in Schulterhöhe. Achtung: die Hände bilden die exakte Verlängerung der Unterarme, beide Handrücken zeigen zur Decke. Beim Ausatmen gehen Sie wieder zurück in die Ausgangsstellung.

3. U-Armzug

Ausgangsstellung Stand mit beiden Füßen auf der Mitte des Bandes, aufrechte Haltung, die Hände fassen jeweils eines der Bandenden, die Ellbogen sind im 90-Grad-Winkel gebeugt, die Hände zeigen nach vorne und bilden mit den Ober- und Unterarmen ein liegendes U.

Bewegung Heben Sie beim Einatmen Ihre Arme langsam vom liegenden ins senkrechte U, beim Ausatmen führen Sie Ihre Arme langsam zurück in die Ausgangsstellung.

info

Schmerzhafte Funktionsstörungen im Schultergelenk entstehen aufgrund fehlender Kraft und mangelnder Koordinationsfähigkeit der Schulter- und Armmuskulatur. Durch regelmäßiges Trainieren können Sie hier gezielt vorbeugen!

Übungen Arme, Übung 3. Achtung: Schultergürtel und Oberarme müssen eine Linie bilden.

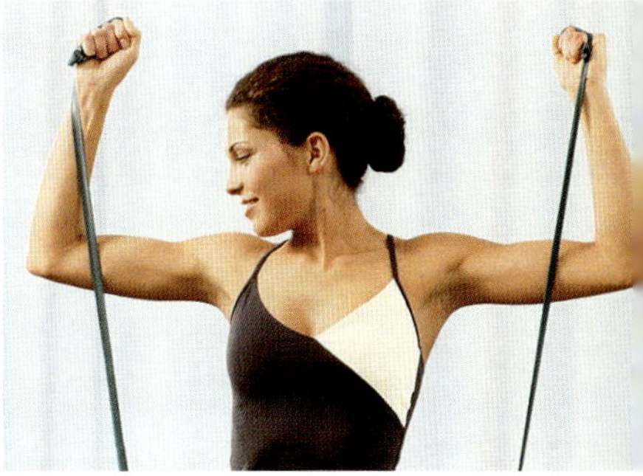

→ Tipp

Bei den Rückenübungen werden Ihre Armmuskeln extra trainiert, denn hierbei werden Armstrecker (Trizeps) und Armbeuger (Bizeps) automatisch beansprucht.

4. Hinterer Armzug

Ausgangsstellung Stand mit beiden Füßen auf der Mitte des Bandes, Hüften und Knie gebeugt, Rücken gerade, Hände fassen Bandenden.

Bewegung Führen Sie beim Einatmen Ihre Ellbogen am Körper entlang möglichst weit nach hinten oben, beim Ausatmen zurück in die Ausgangsstellung. Achtung: Ihre Wirbelsäule bleibt während der Übung stabil!

5. Übung

Ausgangsstellung Gegrätschter Stand, Beine leicht gebeugt, Band zwischen Händen gespannt, linker Arm waagrecht zur Seite gestreckt, rechter Ellbogen vor der Brust. Achtung: Handgelenk in gerader Verlängerung des Unterarms!

Bewegung Bewegen Sie beim Einatmen Ihren rechten Ellbogen wie ein Bogenschütze waagrecht nach rechts außen, beim Ausatmen wieder zurück. Seitenwechsel nach den durchgeführten Serien.

6. Brustzug

Ausgangsstellung Stand mit beiden Füßen auf der Mitte des Bandes, die Knie leicht gebeugt, Haltung aufrecht, die gefalteten Hände fassen zusammen die beiden Bandenden. Die Ellbogen sollten sich berühren.

Bewegung Führen Sie die Arme beim Einatmen langsam nach oben, bis sich Ihre Ellbogen auf Halshöhe befinden, beim Ausatmen wieder nach unten.

7. Brustaufrichtung

Ausgangsstellung Leichte Grätsche, Hüften und Knie leicht gebeugt, Ellbogen fest seitlich an den Körper gepresst, Unterarme zeigen

Übungen Arme, Übung 7. Sie können das Band auch doppelt nehmen.

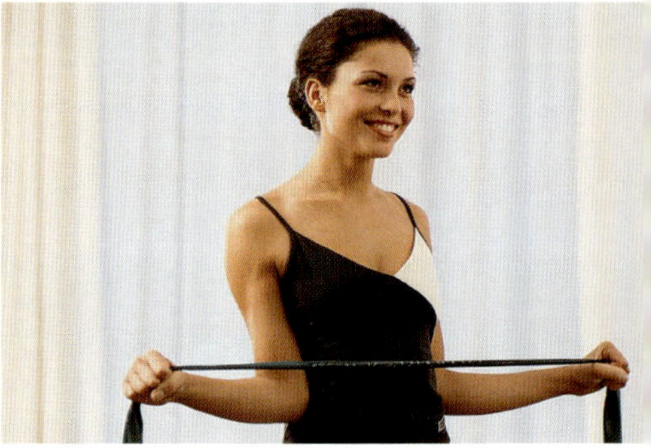

nach vorne, Band waagrecht zwischen Hände gespannt.
Bewegung Drehen Sie Ihre Unterarme – ohne die Ellbogen aus ihrer fixierten Position zu nehmen – nach außen und wieder zurück in die Ausgangsstellung.

8. Nackenzug

Ausgangsstellung Stand mit beiden Füßen auf der Mitte des Bandes, Haltung aufrecht, Arme seitlich körpernah gestreckt, Hände fassen Bandenden, Kinn leicht nach vorne gesenkt.
Bewegung Ziehen Sie Ihre Schultern maximal nach oben zu den Ohren. Geben Sie langsam und kontrolliert nach, bis Sie wieder in in der Ausgangsstellung sind.

9. Bizepscurl

Ausgangsstellung Stand mit beiden Füßen auf der Mitte des Bandes, Haltung aufrecht, Oberarme und Ellbogen seitlich an den Körper gepresst, Arme gestreckt, Hände fassen Bandenden.
Bewegung Beugen Sie beim Ausatmen die Unterarme Richtung Schultern, beim Einatmen gehen

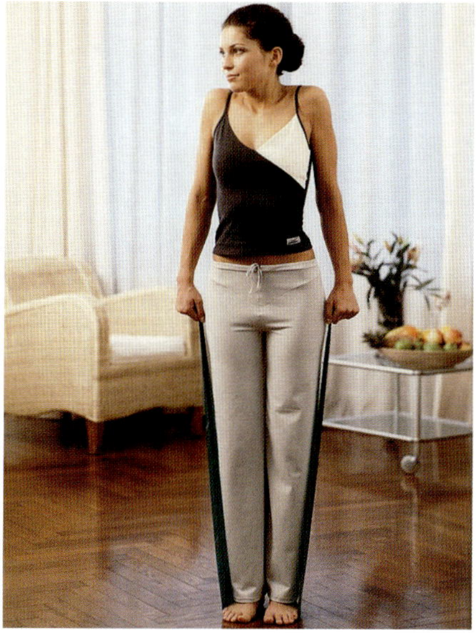

Übungen Arme, Übung 8. Achten Sie bei dieser Übung darauf, dass die Arme gestreckt bleiben. Leichte Beugung zum Gelenkschutz nicht vergessen!

Sie langsam und kontrolliert in die Ausgangsstellung zurück. Achten Sie bei dieser Übung unbedingt darauf, die Grundspannung im Band zu halten.

10. Trizepscurl waagrecht

Ausgangsstellung Gegrätschter Stand, die Beine sind leicht gebeugt, die Ellbogen sind waagrecht seitlich neben den Schultern, die Unterarme sind gebeugt, die Hände fassen jeweils eines der gespannten Bandenden.
Bewegung Ziehen Sie beim Ausatmen Ihre Arme seitlich in die

Mit dem regelmäßigen Training der Rücken-, Schulter- und Armpartien können Sie viel für eine korrekte Haltung tun, und Sie machen zudem in der aktuellen Spaghettiträgermode eine gute Figur!

Streckung auseinander, beim Einatmen gehen Sie zurück in die Ausgangsstellung, ohne jedoch die Grundspannung zu verlieren. Achtung: Ellbogen nie ganz durchstrecken! Behalten Sie unbedingt eine minimale Endbeugung zum Schutz der Gelenke bei.

11. Trizepscurl nach hinten

Ausgangsstellung Stand mit beiden Füßen auf der Mitte des Bandes, Knie und Hüften sind leicht gebeugt, Rücken gerade, die Hände fassen jeweils ein Bandende, die Ellbogen sind weit nach hinten geschoben, die Unterarme sind gebeugt.

Bewegung Ziehen Sie beim Ausatmen Ihre Unterarme nach hinten oben in die Streckung. Achten Sie auf eine minimale Beugung zum Gelenkschutz! Beim Einatmen gehen Sie langsam und kontrolliert zurück in die Ausgangsstellung.

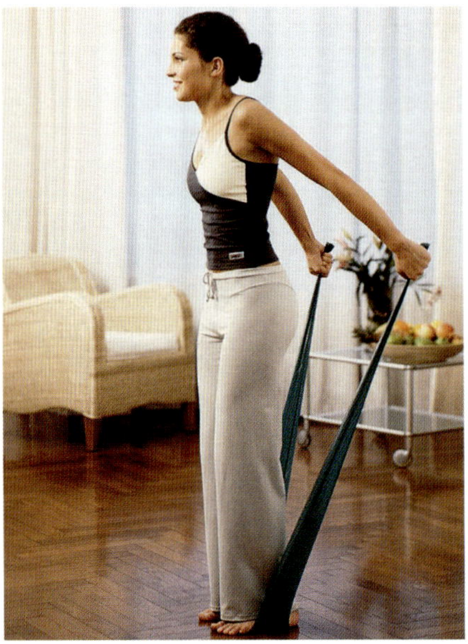

Übungen Arme, Übung 11. Variieren Sie diese Übung, indem Sie die Arme mal enger zusammen, mal weiter auseinander halten.

12. Trizepscurl nach oben

Ausgangsstellung Gegrätschter Stand, Beine leicht gebeugt. Stand mit rechter Ferse auf Bandende. Freies Bandende mit der rechten Hand greifen. Strecken Sie den rechten Arm neben dem Ohr senkrecht nach oben. Mit der linken Hand können Sie Ihren rechten Ellbogen fixieren.

Bewegung Geben Sie dem Bandzug nach, und führen Sie die rechte Hand hinter den Kopf. Beim Ausatmen strecken Sie den rechten Arm mit voller Kraft nach oben, beim Einatmen geben Sie wieder nach. Nach den Wiederholungen wechseln Sie die Seite. Achtung: Diese Bewegung darf nur isoliert aus dem Unterarm ausgeführt werden!

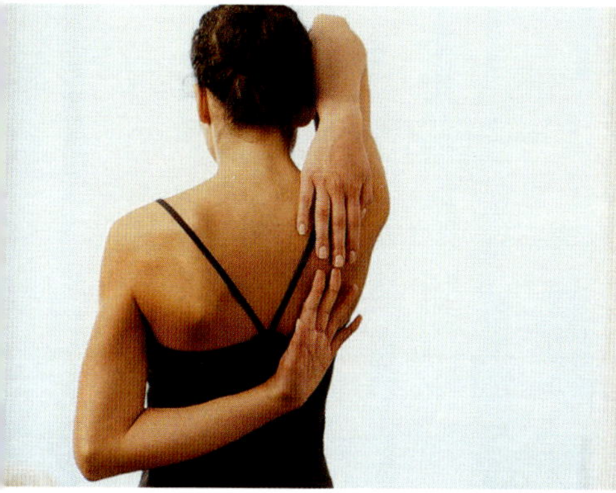

Stretching Arme, Übung 1. Je mehr Sie trainieren, desto besser wird Ihnen diese Übung gelingen.

Stretching Arme

1. Trizeps

Ausgangsstellung Stand, rechter Arm senkrecht zur Decke gestreckt.
Bewegung Beugen Sie den rechten Ellbogen, so dass Sie die rechte Hand auf das rechte Schulterblatt legen können. Der rechte Oberarm sollte sich in Nähe des rechten Ohrs befinden. Wenn möglich, fassen Sie nur mit der linken Hand von hinten die Fingerspitzen der rechten Hand. Seitenwechsel.

2. Bizeps

Ausgangsstellung Stand, rechter Arm gestreckt nach vorne, Handrücken zeigt zum Boden.
Bewegung Drücken Sie mit der linken Hand die Finger der rechten Hand sanft nach unten.

3. Brust I

Ausgangsstellung Stand, Arme in U-Haltung, Oberarme zeigen in Schulterhöhe waagrecht vom Körper weg, Unterarme senkrecht.
Bewegung Ziehen Sie Ihre Ellbogen maximal nach hinten, und verharren Sie in dieser Position.

4. Brust II

Ausgangsstellung
Stand, die Hände sind hinter dem Rücken gefaltet.
Bewegung Strecken Sie Ihre Arme, und führen Sie diese vom Körper weit weg nach hinten oben. Achten Sie auf Ihre aufrechte Rückenhaltung! Halten Sie diese Position.

5. Seitliche Schultermuskeln

Ausgangsstellung Stand, rechtes Ohr zur rechten Schulter gepresst, Arme hängen.

> **→ Tipp**
>
> Stretchingübungen sollten Sie nicht nur in Verbindung mit Ihrem Gymnastikbandtraining absolvieren. Investieren Sie 10 bis 15 Minuten täglich, und Sie werden innerhalb von wenigen Wochen einen deutlichen Unterschied in Ihrer Beweglichkeit spüren!

Bewegung Ziehen Sie den linken Arm bewusst in Richtung Boden, bis Sie eine Dehnung im linken Schultermuskel spüren. Seitenwechsel.

6. Schultern

Ausgangsstellung Stand, ein Arm quer vorne über den Körper gelegt.
Bewegung Ziehen Sie mit der anderen Hand von vorne den Arm zum Körper. Achtung: Die Schultern müssen dabei unten bleiben! Seitenwechsel.

Auch im Alltag können Sie Ihren Beinen, dem Po und den Hüften viel Gutes tun: möglichst viel zu Fuß oder mit dem Fahrrad erledigen und lieber mal die Treppe benutzen als Rolltreppe und Aufzug.

Powertraining für Po, Beine, Hüften

Eine optimal funktionierende, kräftige Beinmuskulatur garantiert Ihnen eine physiologische Bein- und Gelenkstatik. Nur so sind Sie langfristig vor Gelenkbelastungen und ihren schmerzhaften Folgen im Knie-, Hüft- und Sprunggelenk geschützt! Ohne den muskulären Schutz leiden die passiven Kniestrukturen, die Bänder und Menisken. Neben diesem medizinischen Anreiz ist dieser Körperbereich ein ständiger Kritikpunkt. Über 80 Prozent der Frauen leiden an unschöner Zellulite, an unregelmäßigen Fettablagerungen, dellenartigen Verformungen an Oberschenkeln, Hüften und Gesäß. Wenn Sie im Kampf gegen Ihre Zellulite wirklich Erfolg haben wollen, sollten Sie dieses Thema von mehreren Seiten her anpacken. Führen Sie die hier genannten Übungen durch, und lesen Sie auch die Seiten 39 bis 42. Das »Powertraining für Po, Beine, Hüften« eignet sich für Sie, wenn Sie eine oder mehrere der folgenden Fragen mit Ja beantworten. Bei akuten Beschwerden zögern Sie bitte nicht, Ihren Arzt aufzusuchen.

Schöne Beine sind nicht nur Veranlagung. Mit gezieltem Training können Sie viel erreichen.

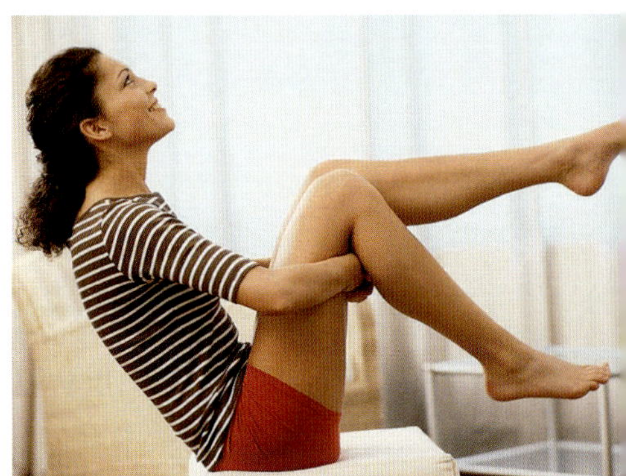

Checkliste Po, Beine, Hüften

- Wünschen Sie sich kräftigere Oberschenkel und Waden?
- Möchten Sie Ihren Po straffen?
- Hatten Sie schon einmal Knie- (Meniskus, Bänder) oder Hüftprobleme?
- Möchten Sie »Reiterhosen« und Zellulite abbauen?
- Hatten Sie schon einmal unklare Beschwerden im Sprunggelenk?
- Möchten Sie sich auf beinintensive Sportarten wie Skilaufen, Tennis, Squash, Joggen oder Bergsteigen vorbereiten?

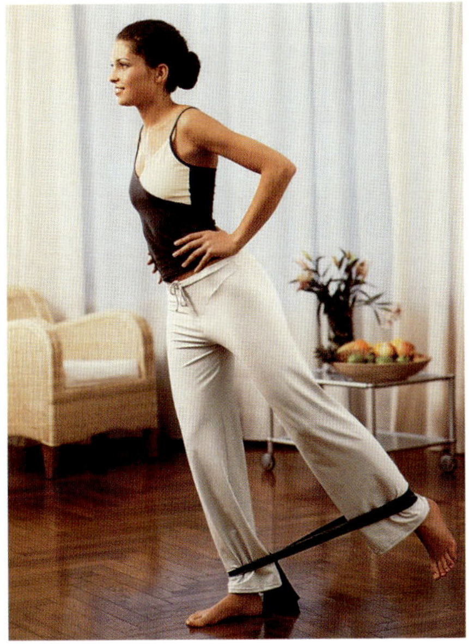

Po, Beine, Hüften, Übung 1. Konzentrieren Sie sich bei dieser Übung auf Ihren Körpermittelpunkt. Dann verlieren Sie nicht das Gleichgewicht.

Übungen Po, Beine, Hüften

1. Standzug für Po und seitliche Gesäßmuskeln

Ausgangsstellung Binden Sie Ihr Band zum hüftbreiten Ring. Stellen Sie sich in diesen Ring. Das Band soll in Knöchelhöhe liegen. Aufrechte Haltung, Hände in die Hüften gestützt.

Bewegung Führen Sie Ihr Bein langsam und gestreckt nach hinten außen. Das Standbein ist im Kniegelenk leicht gebeugt. Führen Sie Ihr Bein wieder zurück, ohne allerdings dabei die Grundspannung des Bandes aufzugeben. Nach den Wiederholungen wechseln Sie die Seite.

2. Standzug für Po und hinteren Oberschenkel

Ausgangsstellung Stand im hüftbreiten Bandring. Aufrechte Haltung, Hände in die Hüften gestützt.

Bewegung Führen Sie Ihr Bein beim Ausatmen langsam und gestreckt nach hinten. Achtung: Achten Sie auf Ihre Lendenwirbelsäule und Ihr Becken! Fallen Sie nicht ins Hohlkreuz. Spannen Sie

Ihre Bauchmuskeln an! Das Standbein ist leicht gebeugt. Beim Einatmen führen Sie Ihr Bein wieder zurück, jedoch nur so weit, dass Sie die Grundspannung des Bandes nicht aufheben. Nach den Wiederholungen wechseln Sie die Seite.

3. Standzug für inneren Oberschenkel

Ausgangsstellung Stand in ganz engem Bandring. Aufrechte Haltung. Hände sind in die Hüften gestützt. Standbein leicht gebeugt.
Bewegung Führen Sie das »Arbeitsbein« über Kreuz vorne an Ihrem Standbein so weit wie möglich vorbei. Die Ferse dabei nach innen drehen. Nach den Wiederholungen wechseln Sie die Seite.

> **→ Tipp**
> Die meisten Frauen wünschen sich wohl geformte Beine, doch nicht alle sind mit dieser »Naturgabe« gesegnet. Neben einem gezielten Training können Sie auch durch den »richtigen Gang« für eine vorteilhafte optische Wirkung sorgen.

4. Standzug für Hüfte und äußeren Oberschenkel

Ausgangsstellung Stand in ganz engem Bandring. Aufrechte Haltung. Hände in die Hüften gestützt. Standbein leicht gebeugt.

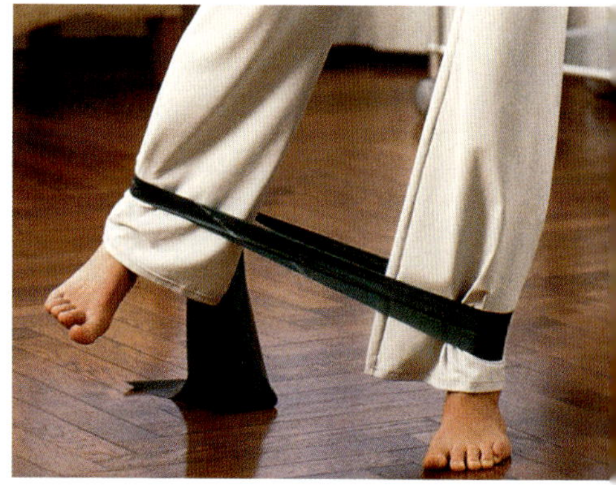

Po, Beine, Hüften, Übung 4. Achtung: Es ist unbedingt notwendig, dass Ihre Körperachse bei dieser Übung aufrecht bleibt!

Bewegung Führen Sie das »Arbeitsbein« möglichst weit nach außen. Dabei drehen Sie auch Ihre Ferse nach außen. Nach den Wiederholungen wechseln Sie die Seite.

5. Standzug für hinteren Oberschenkel

Ausgangsstellung Stand mit einem Fuß auf dem Bandring. Freie Bandringschlaufe um den Knöchel des »Arbeitsbeins«, die Hände sind in die Hüften gestützt. Bei Bedarf können Sie sich bei dieser Übung auf einem festen Gegenstand abstützen.

Bewegung Ihre Knie befinden sich parallel. Beugen und strecken Sie langsam den Unterschenkel des »Arbeitsbeins«. Nach den Wiederholungen Seitenwechsel.

6. Beinpresse für vorderen Oberschenkel

Ausgangsstellung Rückenlage, flaches Kissen unter der Lendenwirbelsäule, Beine angehoben, Knie gebeugt, Mitte des Bandes um Fußsohlen gelegt, freie Enden des Bandes mit den Händen am Boden fixiert. Arme gestreckt.

Bewegung Strecken Sie gleichzeitig beide Knie und Beine nach oben. Achtung: Belassen Sie eine minimale Beugung zum Schutz in den Kniegelenken.

7. Poübung aus Rückenlage

Ausgangsstellung Rückenlage, beide Beine aufgestellt. Das Band ist quer über den Hüften gespannt. Bandenden um die Handflächen gewickelt. Arme neben Körper gestreckt, die Handflächen zeigen nach oben.

Bewegung Heben Sie Ihr Becken gegen den Widerstand des Bandes, bis Oberkörper und Oberschenkel eine Linie bilden. Führen Sie von dieser Endstellung kleine Bewegungen aus, Gesäß 5 Zentimeter senken, 5 Zentimeter heben etc. Erst nach Ende Ihrer Wiederholungszahl legen Sie Ihr Becken langsam wieder ab.

8. Äußere Oberschenkelübung aus Rückenlage

Ausgangsstellung Rückenlage, flaches Kissen unter der Lendenwirbelsäule, die Beine senkrecht nach oben gestreckt, Bandschlinge am Knöchel, Band gespannt, die Arme liegen seitlich neben dem Körper.

Bewegung Ziehen Sie Ihre Fußspitzen in Richtung Gesicht, und

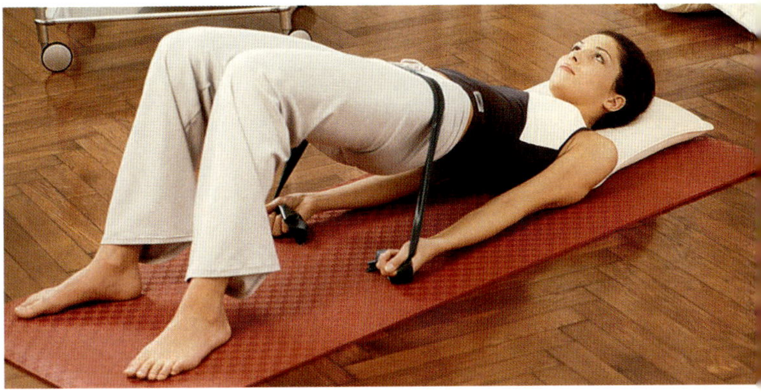

Po, Beine, Hüften, Übung 7. Halten Sie bei dieser Übung die Grundspannung in Oberschenkeln und Bauch. Lesen Sie hierzu auch Seite 42.

ziehen Sie Ihre Beine langsam auseinander bis in die maximale Endposition. Gehen Sie langsam in die Ausgangsposition zurück, ohne die Grundspannung des Bandes zu verlieren.

Wenn Sie einen Muskelkrampf haben, sollte dieser schnell durch Dehnen des betroffenen Muskels gelöst werden. Das ist zwar schmerzhaft, zeigt aber innerhalb von 20 Sekunden Wirkung!

9. Innere Oberschenkelübung

Ausgangsstellung Seitenlage, Kissen unter dem Kopf, der obere Arm stützt vorne ab. Die Bandschlinge liegt jeweils am Fußballen, das obere Bein liegt vorne rechtwinklig gebeugt. Das untere Bein ist gestreckt.

Bewegung Heben Sie das untere Bein vom Boden ab. Achten Sie darauf, dass der Oberkörper und das gestreckte Bein eine gerade Linie bilden. Senken Sie das untere Bein langsam wieder ab. Nach der Wiederholungszahl wechseln Sie die Seite.

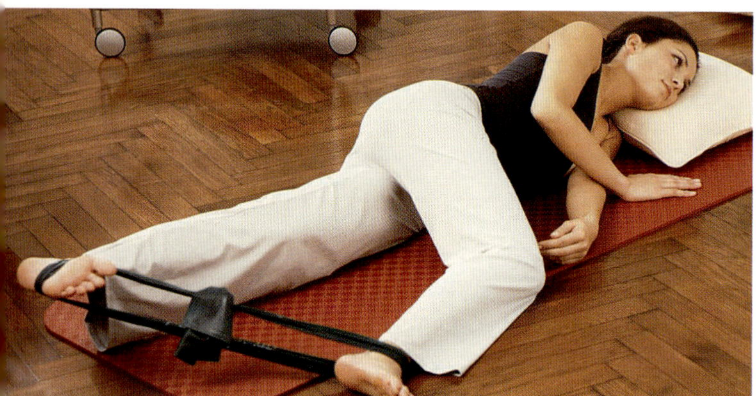

Po, Beine, Hüften, Übung 9. Das untere Bein sollte den Boden während einer Serie nicht berühren. Gönnen Sie sich nach der Serie eine Pause.

10. Äußere Oberschenkelübung aus Seitenlage

Ausgangsstellung Seitenlage, Kissen unter dem Kopf, oberer Arm stützt vorne ab. Unterschenkel angewinkelt, Bandschlinge um beide Oberschenkel gelegt.

Bewegung Heben und senken Sie Ihr oberes Bein langsam, ohne dabei mit dem übrigen Körper auszuweichen. Der Körper bleibt stabil. Nach Ihrer Wiederholungszahl wechseln Sie die Seite.

11. Poübung aus Bauchlage

Ausgangsstellung Bauchlage, Stirn auf Kissen, Hände unter den Hüften. Enge Bandschlinge, bei fixierendem Bein um den Knöchel gelegt, beim »Arbeitsbein« unter der Fußsohle.

Bewegung Heben Sie das »Arbeitsbein« langsam an. Halten Sie es gerade. Gehen Sie nicht ins Hohlkreuz. Senken Sie das Bein langsam wieder ab. Nach der Wiederholungszahl Seitenwechsel.

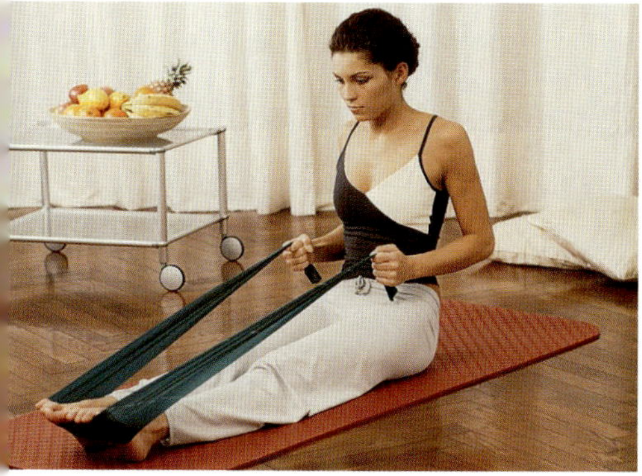

Po, Beine, Hüften, Übung 14. Führen Sie diese Übung möglichst häufig und intensiv durch, wenn Sie Krampfadern vorbeugen möchten.

12. Pointensivübung aus Bauchlage

Ausgangsstellung Bauchlage, Stirn auf Kissen, die Hände liegen unter den Hüftknochen. Etwas weitere Bandschlinge, bei fixierendem Bein um den Knöchel gelegt, beim »Arbeitsbein« unter der Fußsohle.
Bewegung Beugen Sie die Ferse des »Arbeitsbeins« maximal Richtung Po, dann heben Sie das gebeugte Bein gegen den Bandwiderstand Richtung Decke. Nach der Wiederholungszahl Seitenwechsel.

13. Wadenübung aus Bauchlage

Ausgangsstellung Bauchlage, die Bandschlinge um Knöchel gelegt. Die Fußspitze des rechten Beins fixiert das Band auf dem Boden.
Bewegung Beugen und strecken Sie langsam das linke Bein gegen den Bandwiderstand. Achtung: Nur den Unterschenkel bewegen, Hüften müssen am Boden bleiben!

14. Wadenmuskelpumpen-Übung aus Langsitz

Ausgangsstellung Langsitz, Bandmitte um Fußballen geschlungen, Bandenden mit Händen gehalten.
Bewegung Drücken Sie mit den Fußballen gegen den Bandwiderstand in die Fußstreckung. Gehen Sie danach zurück in die Ausgangsstellung. Durch diese Übung regen Sie Ihre Wadenmuskelpumpe an und damit den verstärkten Lymph- und venösen Blutrückstrom in Richtung Herz. Ideal zur Thromboseprophylaxe und zur Vorbeugung bei Krampfaderneigung!

info

Krampfadern sind keineswegs ein ausschließlich kosmetisches Problem, sondern erste Anzeichen einer ernst zu nehmenden Venenerkrankung. Sie sollten daher unbedingt von einem Arzt untersucht werden. Sportarten mit rhythmischen Bewegungen wie z. B. Tanzen sind zur Vorbeugung ideal, abrupte Belastungswechsel wie beim Tennis oder Skifahren sollten betroffene Frauen vermeiden.

Stretching Po, Beine, Hüften

1. Waden

Ausgangsstellung Weite Schrittstellung, vorderes Bein gebeugt, hinteres Bein gestreckt, Hände in die Hüften gestützt.

Bewegung Drücken Sie die Ferse des hinteren gestreckten Beins intensiv in den Boden, bis Sie eine Dehnung im Wadenmuskel spüren. Seitenwechsel.

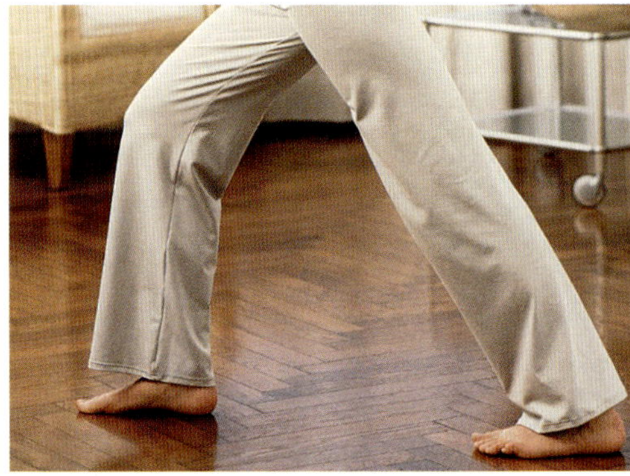

Stretching Po, Beine, Hüften, Übung 1. Führen Sie die Arme über den Kopf, und dehnen Sie den Körper aus der Taille heraus in die Länge.

2. Vorderer Oberschenkel

Ausgangsstellung Stand.

Bewegung Beugen Sie ein Bein, und ziehen Sie die Ferse mit Hilfe der gleichseitigen Hand (Knöchel fassen) in Richtung Gesäß. Achtung: Knie müssen auf gleicher Höhe bleiben.

Stretching Po, Beine, Hüften, Übung 2. Achten Sie auf eine aufrechte Haltung!

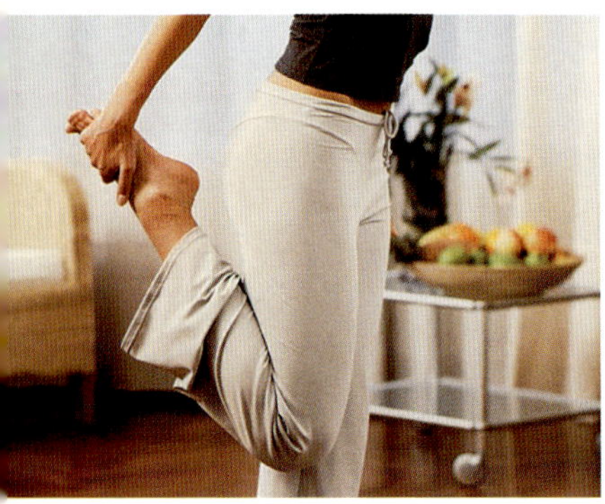

3. Hinterer Oberschenkel und Waden

Ausgangsstellung Langsitz, die Beine sind gestreckt, Rücken kerzengerade!

Bewegung Ziehen Sie Ihre Fußspitzen in Richtung Gesicht. Strecken Sie Ihren Rücken maximal (wichtig!), und drücken Sie Ihre Knie Richtung Boden.

4. Innere Oberschenkel

Ausgangsstellung Pflugsitz, die Fußsohlen gegeneinander gelegt, Rücken kerzengerade!

Bewegung Ziehen Sie Ihre Knie Richtung Boden. Strecken Sie Ihren Rücken maximal.

5. Äußere Oberschenkel, Hüften, Po, hintere Oberschenkel

Ausgangsstellung Rückenlage, Beine angestellt, die Ferse des rechten Beins über das linke Knie gelegt, das rechte Knie zeigt nach außen, die Hände greifen am linken Oberschenkel.

Bewegung Ziehen Sie den linken Oberschenkel zum Gesicht heran, und strecken Sie nun Ihr linkes Bein. Strecken Sie Ihr linkes Knie, ziehen Sie die linke Fußspitze Richtung Gesicht, atmen Sie in Ihrer Vorstellung tief in die gedehnten Muskeln hinein. Achtung: Gehen Sie aus dieser Dehnung langsam heraus. Seitenwechsel.

Zellulite – neue Lösungsansätze

Folgende Maßnahmen sollten Sie neben den genannten Übungen durchführen, um langfristig Erfolge bei Zellulite zu erzielen.

1. Saure Salze (»Schlacken«) im Bindegewebe werden durch säureüberschüssige Ernährung gebildet. Reduzieren Sie:

- Kaffee und schwarzen Tee = Gerbsäure und Chlorogensäure
- Wasser mit CO_2 = Kohlensäure
- Süßwaren, Backwaren = Essigsäure
- Cola = Phosphorsäure
- Nikotin = Nikotinsäure
- Fleisch = Harnsäure
- Schweinefleisch = Harnsäure, Schwefelsäure, Salpetersäure
- Medikamente = Azetylsalizylsäure
- Alkohol = Wein- und Schwefelsäure

2. Ernähren Sie sich basisch und kaliumreich. Stark basische Lebensmittel sind beispielsweise Oliven, Kürbisse, Kartoffeln, Esskastanien, Gemüse oder Kräuter.

3. Lösen Sie Ihre sauren Salze durch Tees. Eine reinigende Wirkung haben beispielsweise Tees aus Brennnesselblättern, Wacholderbeeren, Schachtelhalmkraut, Birkenblättern oder grünem Hafer.

4. Schlacken zu lösen, ohne gleichzeitig den Körper mit Hilfe von bioverfügbaren Mineralien (in Kräutern, Gemüse oder Getreide enthalten) zu mineralisieren, ist nicht sinnvoll. Basische Mineralien binden frei gewordene

→ Tipp

Viele Teesorten gibt es bereits als Fertigprodukt . Für die reinigende Wirkung des Brennnesseltees z. B. sollten Sie über 4 bis 6 Wochen täglich 3 Tassen trinken. Vorsicht! Nicht verwenden bei Wasseransammlungen (Ödemen) infolge eingeschränkter Herzfunktion!

Vitamin C (Zitrusfrüchte) und das Enzym Bromelain (Ananas) sind wichtige Bestandteile der Nahrung. Achten Sie darauf, diese möglichst ausgiebig in Ihren Ernährungsplan zu integrieren, wenn Sie Zellulite vermindern wollen.

Säuren und helfen bei deren Ausscheidung. Wenn basische Mineralien in ausreichender Menge zugeführt werden, »raubt« der Körper diese nicht aus seinen kostbaren Mineraldepots (Knochen, Haare, Zähne, Nägel).

5. Sanieren Sie Ihren Darm. Bauen Sie Ihre Darmflora beispielsweise durch verschiedene Stämme aus pflanzlich gewonnenen Laktobakterien gezielt auf.

6. Regen Sie Ihren Stoffwechsel durch

- Ausdauernde Bewegung (mindestens 30 Minuten täglich), mit Puls im aeroben Bereich (ca. 100 bis 130). Hierfür eignen sich Sportarten wie z. B. Walking, langsames Joggen, Laufband, Stepper, Crosstrainer, Skywalker, Skilanglauf oder Wandern
- Jodzufuhr (nicht bei Schilddrüsenüberfunktion!) durch jodhaltige Meeresalgentabletten und Meersalz
- Pflanzlich gewonnenes L-Karnitin als regelmäßiges Nahrungsergänzungsmittel

7. Wichtig: Leiten Sie Ihre frei gewordenen Giftstoffe über das größte Entgiftungsorgan unseres Körpers, die Haut, aus!

- Baden mit basisch-osmotisch wirkendem Spezialbadesalz

Richtige Ernährung bei Zellulite – Rezeptvorschläge

Fruchtmahlzeit I (1 Portion)	2 reife Grapefruits halbieren und mit einem kleinen Löffel das Fruchtfleisch lösen. Pur genießen.
Fruchtmahlzeit I (1 Portion)	1 reife Papaya halbieren, und inklusice der pfeffrig-würzigen Kerne auslöffeln. Fördert nachhaltig die Verdauung!
Piña-Colada-Shake (2 Portionen)	1/2 Ananas zerkleinern, mit 2 Bananen und 1 Dose Kokosmilch im Mixer pürieren, bis eine homogene Flüssigkeit entsteht. Mit etwas Bourbonvanille abschmecken.
Mango-Limetten-Shake (2 Portionen)	2 Mangos zerkleinern, mit 1 Banane, dem Saft von 1 Limette und etwas fein abgeriebener Limettenschale (ungespritzt!) im Mixer pürieren.

- Sauna- /Dampfbadbesuch mit idealerweise basisch-osmotisch wirkendem Saunasalz auf der Haut
- Basische Spezialkörperpflege, die den Stoffwechsel der Haut anregt

8. Manuelle Zellulitebehandlungen im Kosmetikinstitut unterstützen neben aktiven Übungen und einer Ernährungsumstellung den Effekt. Wichtig: Die aktivierten Säuren aus dem Bindegewebe müssen über die Haut (siehe Punkt 7) ausgeschieden werden!

- Zellulitemassage, Gleitwellenmassage, Tiefenwärme, Pneumotron, Saugglockenmassage, Bodywrapping

Powertraining für Ihren Bauch

Die Bauchmuskeln sind flache, großflächige Muskeln, die in unterschiedlichen Richtungen verlaufen und so die Bauchwand bilden. Sie sind in verschiedenen Schichten angeordnet, jedoch durch mehrere Sehnenplatten miteinander verbunden. Sie erstrecken sich zwischen dem Rippenbogen, dem Zwerchfell, den oberen Beckenrand und dem Beckenboden.

Dieser Raum, die Bauchblase, ist sehr wichtig für die Rücken- und Wirbelsäulenmuskulatur. Denken Sie daran, die Bauch- und Rückenmuskulatur immer gleichermaßen zu trainieren!

Führen Sie das »Powertraining für Ihren Bauch« durch, wenn Sie eine oder mehrere der folgenden Fragen mit Ja beantworten können. Bei akuten Beschwerden wenden Sie sich an Ihren Arzt.

Checkliste Bauch

- Träumen Sie von einem »Waschbrettbauch« bzw. einer Bauchkontur, die sich dieser Form zumindest annähert?
- Hatten Sie schon öfter Rückenbeschwerden?
- Haben Sie häufig einen »trägen Darm«?
- Haben Sie gerade entbunden?

→ Tipp

Der Bauch ist für viele Frauen eine der hartnäckigsten Problemzonen. Nähern Sie sich Ihrer Traumfigur jedoch nicht nur durch gezieltes Training. Eine gesunde Ernährung und der Verzicht auf »Dickmacher« wie Süßigkeiten, Fett und Alkohol gehören auf jeden Fall mit in Ihr Programm.

Übungen Bauch

Bauchübungen sind grundsätzlich nur dann wirklich effektiv, wenn sie mit Grundspannung ausgeübt werden. Legen Sie sich zum Üben der korrekten Grundspannung auf den Rücken, und stellen Sie die Beine auf. Beim Ausatmen drücken Sie Ihre Lendenwirbelsäule in den Boden und ziehen Ihr Schambein in Richtung Nabel. Sie ziehen die unteren Rippen zusammen und ebenfalls in Richtung Nabel. Der Bauch sollte gespannt und flach sein. Versuchen Sie, möglichst ruhig und gleichmäßig weiterzuatmen und trotzdem die Grundspannung im Bauch so konstant wie möglich zu halten.

Achten Sie darauf, dass während der Bauchübungen der untere Lendenwirbelbereich am Boden bleibt. So wird der Rücken nicht belastet und auch wirklich die gewünschte Muskelgruppe trainiert.

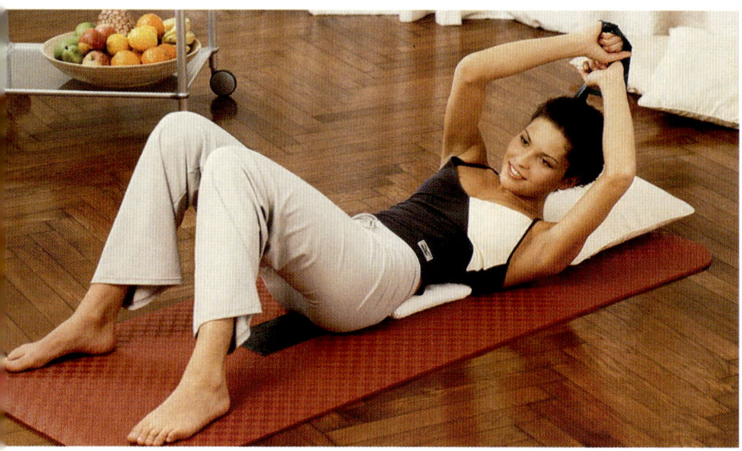

Übungen Bauch, Übung 2. Alternativ können Sie hier auch beide Beine angestellt lassen.

1. Gerade Bauchmuskeln

Ausgangsstellung Rückenlage, Beine angestellt, Kissen unter Lendenwirbelsäule, Band unter dem Becken fixiert, Hände mit Bandenden hinter dem Kopf gefaltet.
Bewegung Rollen Sie beim Ausatmen Kopf und Schultern nach oben. Achtung: Zwischen Knie und Brust muss eine Lücke bleiben! Beim Einatmen rollen Sie wieder ab.

2. Schräge Bauchmuskeln

Ausgangsstellung Rückenlage, Beine angestellt, kleines Kissen unter der Lendenwirbelsäule, die linke Ferse auf das rechte Knie gelegt, das Band unter dem Becken fixiert, Hände mit Bandenden hinter dem Kopf gefaltet.
Bewegung Ziehen Sie mit jedem Ausatemzug Ihren rechten Ellbogen schräg nach oben in Richtung Ihres linken Knies. Beim Einatmen rollen Sie zurück. Nach der Wiederholungszahl wechseln Sie die Seite.

3. Doppelter Crunch in Rückenlage

Ausgangsstellung Rückenlage, Beine angestellt, kleines Kissen unter der Lendenwirbelsäule, Band

in Kniehöhe als enge Schlaufe gebunden, die Hände sind hinter dem Kopf gefaltet.
Bewegung Strecken Sie das rechte Bein nach oben. Ziehen Sie beim Ausatmen das rechte Knie zum rechten Ellbogen und gleichzeitig den rechten Ellbogen zum rechten Knie. Nach Ihrer Wiederholungszahl wechseln Sie die Seite.

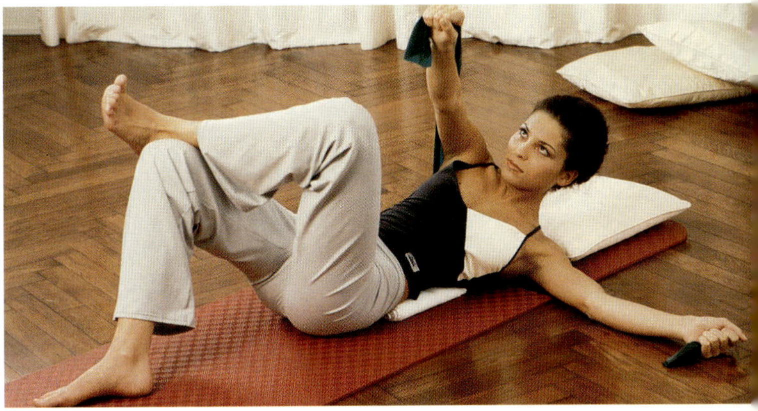

Übungen Bauch, Übung 4. Je langsamer und konzentrierter Bauchübungen durchgeführt werden, umso effektiver sind sie. Lassen Sie sich also Zeit!

4. Taille

Ausgangsstellung Rückenlage, Beine angestellt, kleines Kissen unter der Lendenwirbelsäule, rechte Ferse auf linkes Knie gelegt, Band hinter dem Oberkörper zwischen waagrecht gestreckten Armen gespannt.
Bewegung Schieben Sie den linken Arm und die linke Schulter beim Ausatmen nach oben rechts. Der rechte Arm bleibt am Boden liegen. Ihr Kopf bleibt in Verlängerung der Wirbelsäule, der Blick ist zur Decke gerichtet. Beim Einatmen führen Sie den linken Arm zurück, legen jedoch die linke Schulter nie völlig am Boden ab. Nach der Wiederholungszahl Seitenwechsel.

5. Untere Bauchmuskeln

Ausgangsstellung Rückenlage, kleines Kissen unter der Lendenwirbelsäule, die Beine sind zur Decke gestreckt, die Mitte des Bandes ist über beide Fußballen gelegt, dann das Band einmal kreuzen und die Bandenden mit beiden Händen rechts und links neben Ihrem Körper am Boden fixieren.
Bewegung Beim Ausatmen drücken Sie Ihre Füße gegen den Bandwiderstand leicht nach außen und schieben Ihre Fußsohlen in Richtung Decke. Ihr Becken sollte sich etwas von

> **→ Tipp**
> Versuchen Sie, diese Grundspannung im Bauch auch im Alltag so oft wie möglich einzunehmen, z. B. beim Sitzen im Auto, beim Spazierengehen, vor dem Fernseher oder während Sie in der Einkaufsschlange stehen.

der Unterlage abheben. Beim Einatmen gehen Sie zurück in die Ausgangsstellung.

Stretching Bauch

1. In Länge dehnen

Legen Sie sich bequem in Rückenlage, Ihr Lendenkissen befindet sich unter der Wirbelsäule. Nehmen Sie die gestreckten Arme über den Kopf nach hinten. Dehnen Sie Ihren gesamten Körper wie ein Gummiband in die Länge, und atmen Sie tief in den Bauch hinein.

Dehnen und Strecken sind neben der höheren Belastbarkeit von Sehnen und Bändern wichtig, um die Beweglichkeit und die Geschmeidigkeit Ihres Körpers lange zu erhalten und damit ein natürliches Empfinden für Bewegungen und Körperfunktionen zu gewährleisten.

2. Mondsicheldehnung

Legen Sie sich mondsichelartig in Rückenlage, und atmen Sie gleichmäßig und bewusst in die gedehnte Seite hinein. Seitenwechsel.

3. Drehdehnlage

Stellen Sie in Rückenlage Ihr rechtes Bein an, und senken Sie das rechte gebeugte Knie nach links bis auf den Boden ab. Versuchen Sie, den rechten Arm und die rechte Schulter nah am Boden zu halten. Atmen Sie in die Dehnung hinein. Wechseln Sie die Seite.

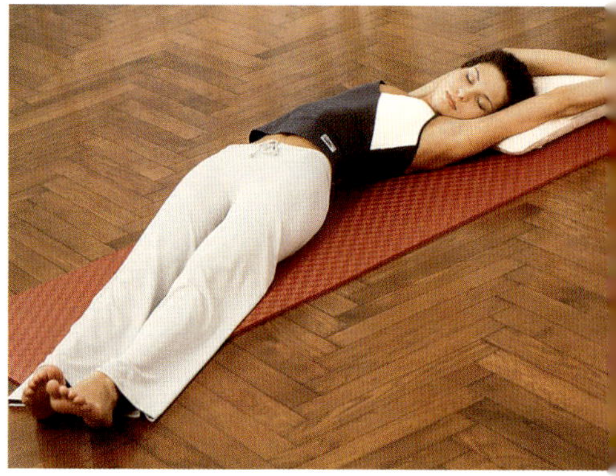

Stretching Bauch, Übung 2. Strecken Sie Ihren Körper von den Fingerspitzen bis in die Zehen.

4. Taillendehnung im Stand

Stehen Sie aufrecht, kreuzen Sie Ihr rechtes Bein weit nach links hinter Ihrem linken Bein. Strecken Sie Ihren rechten Arm gerade nach oben, und dehnen Sie ihn nun in einem großen Bogen so weit wie

Stretching Bauch, Übung 3. Hier dehnen und entspannen Sie die seitlichen Bauchmuskeln.

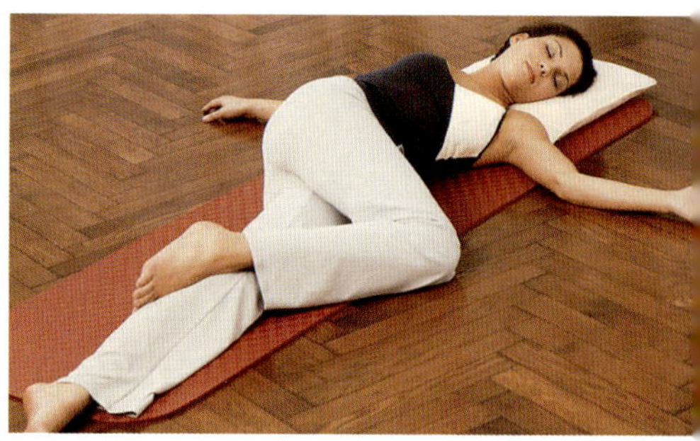

möglich nach links. Atmen Sie tief in die gedehnte rechte Seite hinein. Seitenwechsel.

5. Oberkörper dehnen

Legen Sie sich auf den Bauch, die Hände liegen neben den Schultern. Drücken Sie den Oberkörper nach oben, die Hüften bleiben auf dem Boden. Blick zur Decke.

Richtig Entspannen – Cool-down

Das Cool-down schließen Sie direkt an Ihre letzten Stretchingübung an. Sie finden hier eine kurze und eine längere Kombination zur Auswahl. Die längere beinhaltet eine einfache Sequenz der progressiven Muskelrelaxation (PMR). PMR wurde in den 1930er Jahren von dem amerikanischen Arzt Dr. Edmund Jacobson entwickelt, und man hat damit bei Spannungs- und Stresszuständen, bei Schlaf- und vegetativen Störungen gute Erfolge erzielt. Auch bei Neigung zu Bluthochdruck und Asthma wird sie von Ärzten empfohlen.

Entspannungskombi Cool-down I

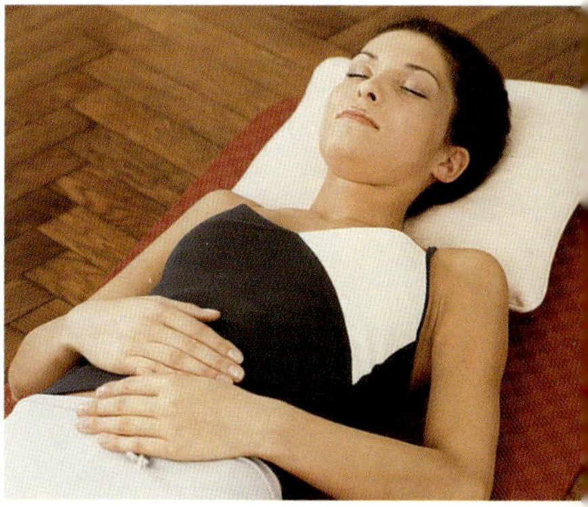

Cool-down I, Schritt 1. Wenn Sie sich lieber ohne Musik entspannen, versuchen Sie, sich auf Ihren Atem zu konzentrieren!

Legen Sie sanfte Entspannungsmusik nach Ihrem Geschmack auf.

1. Legen Sie sich möglichst bequem auf den Rücken. Ihre Handflächen liegen auf dem Bauch. Lassen Sie Ihren Atem in den Bauch strömen, Ihre Bauchdecke sollte sich beim Einatmen heben, und beim Ausatmen senken. Alles, was noch an Spannung in Ihrem Bauch sitzt, strömt beim Ausatmen mit hinaus.
2. Legen Sie die Handflächen seitlich an Ihren Brustkorb. Beim Einatmen dehnen sich Ihre Rippen zu den Seiten hinaus, beim Ausatmen werden sie wieder schmäler. Versuchen Sie, diese Bewegung so weit wie möglich zu verstärken.
3. Dehnen und strecken Sie sich genüsslich nach allen Seiten. Stehen Sie langsam und gemütlich auf.

Cool-down I, Schritt 3. Fühlen Sie, welche Muskelpartien noch gestreckt werden wollen!

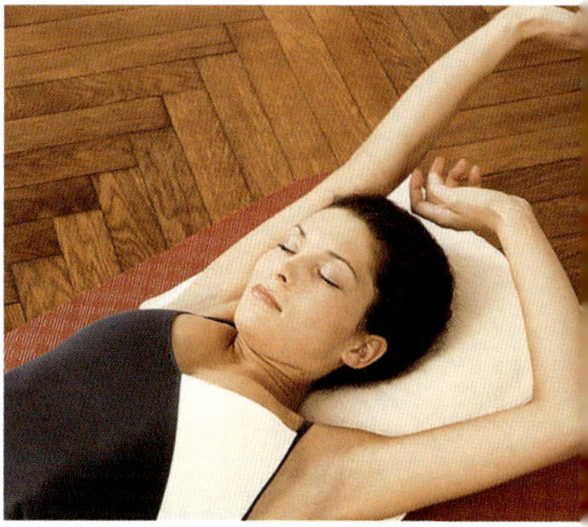

Entspannungskombi Cool-down II

Legen Sie sanfte Entspannungsmusik nach Ihrem Geschmack auf.

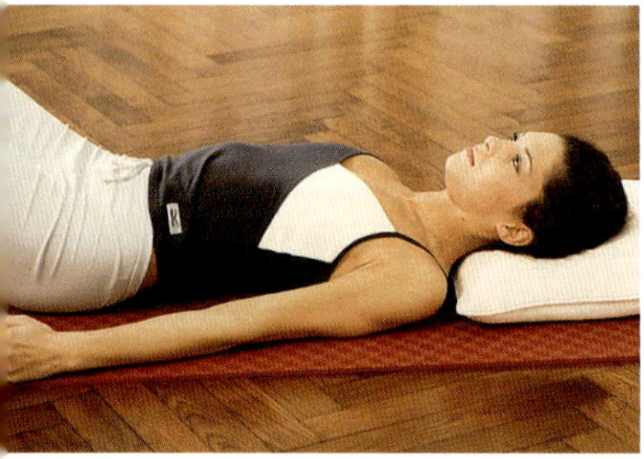

Cool-down II, Schritt 2. Spannen Sie nur die Armmuskeln, der Rest des Körpers bleibt locker.

Führen Sie die hier nun folgenden Muskel- und Entspannungsübungen sehr konzentriert und mit großer Intensität aus. Durch das bewusste Anspannen lässt sich jeder Muskel im Anschluss auch viel leichter wieder entspannen. Auf diesem Prinzip basiert die progressive Muskelrelaxation.

1. Legen Sie sich möglichst bequem auf den Rücken. Schließen Sie die Augen, und atmen Sie möglichst tief und ruhig.
2. Konzentrieren Sie sich ganz auf Ihre Hände und Arme. Fausten Sie beide Hände, strecken Sie die Arme durch, und drücken Sie sie so fest, wie möglich, in die Unterlage. Entspannen Sie Hände und Arme.
3. Denken Sie danach an Ihre Schultern. Drücken Sie beide Schultern so kräftig wie möglich in die Unterlage. Entspannen Sie sich wieder.
4. Ziehen Sie dann Ihr Kinn heran, und drücken Sie Ihren Hinterkopf in die Unterlage. Entspannen Sie anschließend Kopf und Nacken wieder.
5. Ziehen Sie Ihre Fußspitzen heran, drücken Sie beide Beine fest in die Unterlage, und spannen Sie die Gesäßmuskeln an. Entspannen Sie Füße, Beine und Po wieder.
6. Lenken Sie Ihre Aufmerksamkeit auf Ihr Gesicht. Stellen Sie sich vor, Sie beißen genüsslich in eine saure Zitrone! Spannen Sie alle Gesichtsmuskeln an. Entspannen Sie Ihr Gesicht.

Cool-down II, Schritt 3. Genießen Sie die Entspannung Ihres Körpers.

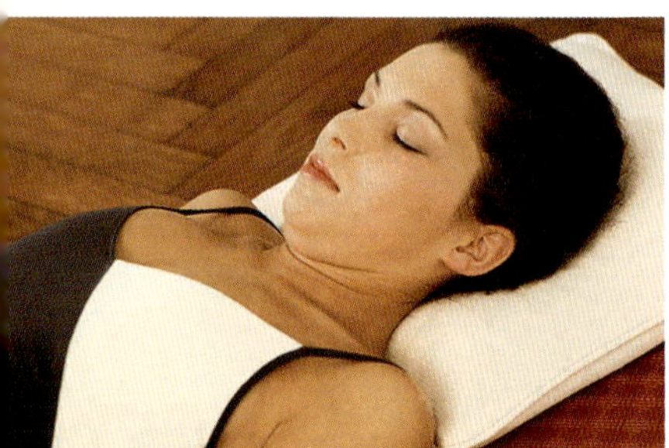

Sie sind jetzt von Kopf bis Fuß entspannt. Lassen Sie sich mit jedem Ausatemzug weiter in die Unterlage sinken. Atmen Sie tief ein, und halten Sie den Atem an. Beim Ausatmen lassen Sie alle Luft aus sich herausströmen. Zählen Sie innerlich langsam rückwärts von 10 bis 0. Bei 0 öffnen Sie die Augen, Sie dehnen und strecken sich und sind wieder ganz im Hier und Jetzt angekommen!

Impressum
Der Südwest Verlag ist ein Unternehmen der Econ Ullstein List Verlag GmbH & Co. KG, München.

Redaktion und Projektleitung:
Kathrin Henze

Redaktionsleitung und medizinische Fachberatung:
Dr. med. Christiane Lentz

Bildredaktion:
Tanja Nerger

Produktion:
Manfred Metzger (Leitung), Annette Aatz

Umschlag:
Werbeagentur Lohmüller, Berlin; Reinhard Soll

DTP/Satz:
Mihriye Yücel

Druck:
Peschke Druck, München

Bindung:
R. Oldenbourg, München

Printed in Germany

Gedruckt auf chlor- und säurearmem Papier

ISBN 3-517-06150-6

Über die Autorin
Anja Senser ist ausgebildete Krankengymnastin. Sie tritt als Referentin im Rahmen von Gesundheitsveranstaltungen auf. Ihre Arbeitsweise ist ganzheitlich orientiert. Im Ludwig und Südwest Verlag erschienen von ihr bereits mehrere Bücher zum Thema »Gesundheit«.

Bildnachweis
Fotografie: Ingolf Hatz, München
Mit Ausnahme von:
Jump, Hamburg: Titel, 2 o., 7 (Kristiane Vey); Südwest Verlag, München: 2 Mi., 10 o. (Susanne Kracke), 8 (Jump/Kristiane Vey)

Hinweis
Das vorliegende Buch ist sorgfältig erarbeitet worden. Dennoch erfolgen alle Angaben ohne Gewähr. Weder Autorin noch Verlag können für eventuelle Schäden, die aus den im Buch gemachten Hinweisen resultieren, eine Haftung übernehmen.

Literatur
Platzer, Werner: Taschenatlas der Anatomie. Georg Thieme Verlag. Stuttgart 1986
Senser, Anja: Gesund und fit mit dem Gymnastikball. Südwest Verlag. München 1999
Senser, Anja: Schmerzfrei und beweglich mit dem Igelball. Südwest Verlag. 2. Auflage, München 2001
Geiger, Urs /Schmid, Caius: Muskeltraining mit dem Thera-Band®. BLV Verlag. München 1998
Kempf, Hans-Dieter / Lowis, Astrid: Fit und schön mit dem Thera-Band®. Rowohlt Verlag. Hamburg 1999

Leser- und Lieferservice
Entschlackungsprodukte R. und S. Seemann, Säbenerstraße 74, 81547 München; Entschlackung, Basic Bodycare (basische Körperpflege gegen Zellulite) Nahrungsergänzungsmittel
www.seemann-clean-out.de

Galerie fit & gesund, Mittelweg 19, 20148 Hamburg
Telefon/Fax: 040/ 41 065 19; www.fit-u-gesund.de

Register